这书能帮你
戒烟

［日］川井治之　著

石立旬　译

江苏凤凰科学技术出版社

序　言

"戒烟是件很容易的事，我已经戒过 100 多次了。"这是马克·吐温的经典名句。

通常，我们认为戒烟是一件困难的事情。往往下定决心要戒烟，并坚持数日后，却终究以失败告终。过了一段时间，又下决心要戒烟，然后坚持数日，又以失败告终。如此这般反复戒烟的朋友应该很多吧。

如果多次反复尝试，戒烟还是失败的话，慢慢地，戒烟者会丧失信心，并认为自己的意志不够坚定。

我敢断言，戒不掉烟不是因为你的意志薄弱，而是你的方法不对。

本书中我将介绍一些戒烟方法，以期让任何人都轻松地戒掉烟瘾。

首先，我做一下自我介绍。

我是戒烟门诊的专职医生，有 20 年的戒烟诊疗经验。原本我是呼吸内科、肿瘤科的医生，在冈山济生会综合医院就职。我的工作很忙，可以说是夜以继日、假日无休，接诊了很多病人。我接诊的患者中，几乎都是罹患肺癌、慢性阻塞性肺病（简称COPD）的人，也就是我们常说的"吸烟病"。

在医院上班的同时，我以"戒烟导师"的身份在互联网上为吸烟者提供戒烟指导。可以说我是每天都和吸烟者打交道的"戒烟专家"。

关于呼吸器官的疾病，到了晚期，患者呼吸会变得越来越困难，终日痛苦，直至死亡。如何帮患者将呼吸困难的痛苦降到最低，是我的工作职责之一。

前几天，又一名肺癌患者去世了。凌晨4点左右，接到医院打来的电话后，我迅速穿好衣服，飞奔至医院。

根据我们这边的惯例，患者去世后离开医院时，主治医师和护士需要"目送"。我们深深鞠躬，目送患者，直至其从我们的视野消失。

作为医生，我非常努力地去治疗患者，很多时候却没见到好的结果，这是一件令人非常难受的事情。

我诊治的病人中，肺癌晚期的患者很多，所以这样的"目送"，平均每年都会发生 40 次左右，我的"目送"次数在我们医院里是最多的。每当这个时候，我都会有一种深深的无力感。

我开始从事戒烟工作，大概是 20 年前。如今，随着医学技术的进步，即使癌细胞已经扩散了，能长寿的癌症患者也很多。但在当时，治疗技术还不像现在这么发达，癌症的治疗效果也不是特别理想。

作为呼吸内科的医生，我诊治过很多肺癌患者。我夜以继日地努力，结果却常常事与愿违，说实话，我内心的热情有种燃烧殆尽的感觉。

有一天，我在"目送"去世患者的时候，心中想道："哎，又一个人因为吸烟去世了！"突然感觉自己被一种强烈的无力感击垮了。也就是在那个时候，我的内心有了一个更强烈的想法：

"如果不吸烟，类似这样的痛苦，以及这样的英年早逝或许就没有了吧。为了让肺癌患者的数量有所减少，哪怕是减少一点点，我一定要帮助那些想要戒烟的人们做点什么。"

于是，自 20 年前的那个时候开始，我花了大量的精力做与戒烟相关的演讲、学术报告、论文写作等工作。同时开设戒烟门诊，以此为想要戒烟的人们提供帮助和支持。

我希望"目送"去世患者的次数，从一年 40 次减少到零次。

　　基于这样的想法，我每天努力着......

　　那么，具体来说，采取怎样的方法，可以成功戒烟呢？

　　想要戒烟成功，就必须战胜三大敌人（也称为"尼古丁三兄弟"），即"身体依赖""习惯依赖""心理依赖"。如果能够掌握对抗这三大敌人的方法，并且切实行动起来，那么戒烟将是一件很简单的事情。

　　光靠意志力和信念戒烟，就相当于一个人赤手空拳对抗三个敌人。这个人肯定会遭到敌人的反击。所以，聪明的人会找到对手的弱点，使用武器去进行斗争。

　　武器是什么呢？对抗身体依赖，用药物疗法；对抗习惯依赖，用行动疗法；对抗心理依赖，用认知疗法。

　　药物疗法和行动疗法，在当前的戒烟门诊中被广泛使用。在我的戒烟门诊中，其也取得了一定效果，成功引导了很多人戒烟。然而实话说，虽然 3 个月后的戒烟成功率能达到 70%~80%，但一年后再调查，会发现戒烟成功率仅为 50%~60%。

　　基于这样的结果，我在想，要成功戒烟，是不是还需要做些别的事情。

　　这就是对抗第三个敌人——心理依赖的方法。

　　这个方法，在《这书能让你戒烟》（亚伦·卡尔著）一书中有过碎片化的介绍。这本书非常有效，不过也稍有不足。完全相信这本书的内容的人，真的像被施了魔法一样成功戒烟了，但如果不完全相信书中的内容，戒不掉烟的人也很多。

　　最近，纠正认知偏差的认知行动疗法受到了高度的关注，但现实是这样的新方法还没有得到普及。

通过戒烟门诊的诊疗，我明白了，戒烟除了要战胜身体依赖和习惯依赖之外，还必须要战胜心理依赖。

因为共有三个敌人，只战胜其中一个是不够的。

比如，有人心理依赖比较强，而身体依赖比较弱，那么纠正认知偏差的办法将很有效。但是，如果有人身体依赖也很强的话，继续使用刚才的办法，就会出现戒断症状，最终还是无法成功戒烟。

反过来，如果戒烟门诊只解决了身体依赖的问题，而患者心理依赖还是很强的话，即使短期戒烟成功了，可过不了多久，患者还会复吸的。

身体依赖强的人、习惯依赖强的人、心理依赖强的人，各自需要不同的武器和解决方法。根据每个人不同的特点，选择不同的戒烟方法，可以提高戒烟成功的概率。

通过本书，我们可以了解如何对抗这三个敌人。所以，这一次，你可以坚信你能成功戒烟了。

另外，本书还介绍了近年来急速发展的脑科学和心理学的相关内容，特别介绍了心理学中的"正念（英文为 Mind Fulness）"，希望大家在戒烟过程中能有更强大的武器去战胜困难。

在我的戒烟门诊中，也有非常美好的时刻。那就是当患者戒烟成功，最后一次来门诊的时候，他们脸上的笑容，真的非常幸福。

我也希望这样的笑容能出现在更多朋友的脸上。

正因为如此，我写了这本书。

成功戒烟的人，真的充满了自信。戒烟成功的朋友会给我写信或发邮件，于是我了解到，他们戒烟后，无论生活还是工作，甚至自己的人生都向着更好的方向行进。

本书以终止吸烟为目标。如果你成功戒烟，并以此为契机，充满自信地走向多彩的人生，那么作为作者的我，将会感到无上的喜悦和荣幸。

川井治之

目录

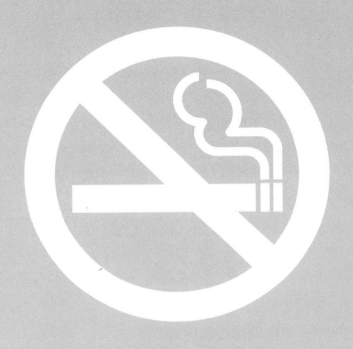

第一章

为什么多次尝试却依然戒不掉

烟瘾，不是靠强大的意志就能戒掉的

"靠意志力不能戒烟。"

我这么说，会有很多人感到吃惊。但是，我敢如此断言，靠意志力去戒烟是戒不掉的。

确实，看看我们周围的情况吧，有人会自以为是地觉得"不就是戒烟嘛，只要意志力强，一定可以戒掉啊"，也有人会感叹说"我意志力不够，戒烟才没有成功"。所以，当我说"靠意志力不能戒烟"时，大家会充满疑虑也是正常的。

但是，对于下面的事实，大家又怎么想呢？

根据多种调查结果显示，吸烟者中，大约 40% 的人想戒烟。即便如此，在仅靠自己的意志力去戒烟的人当中，成功戒烟的仅占 5%。

如果只靠意志力就能成功戒烟，那么戒烟不成功的人就是意志薄弱的人了吗？事实显然并非如此。

我们通常认为意志非常顽强的人也在吸烟，比如公司的领导、运动员等。他们当中很多人也想戒烟，但因为总也戒不掉而感到烦恼的人也为数不少。

我认为，戒烟不能只靠意志力，如果过分依赖自己的意志力反而会带来困扰。

为什么这么说？过分相信意志力的作用，可以说是一个人赤手空拳地对抗三大敌人（也称尼古丁三兄弟）——身体依赖、习惯依赖、心理依赖。

实际上，坚持吸烟的人才是意志力极强的人。明知吸烟有害健康，并且在吸烟日渐受到非难的今天，仍然继续吸烟，从某种意义上不得不说真的是意志力非常强大的人。

正因为有这样强大的意志力，一旦形成对吸烟的误解并养成心理依赖后，就会难以改变，想戒烟也就难上加难了。

这是有研究结果可以证明的。心理学家罗兰的研究显示，"越是认为自己意志力强的人，戒烟越容易失败"。

实际上在戒烟门诊的诊疗过程中，我也遇到过类似的情况。

比如，最近某位中小企业的负责人来戒烟。从外表看，他穿着考究，仪表堂堂，自信满满。事前问卷调查时，问他对戒烟有多大的信心，他给的回答是 100%。当时我就有一种不好的预感。在咨询过程中，他也不太听我的建议，总觉得自己可以做到。我抱着不好的预感，进行了第一次戒烟门诊指导。两个星期后进行第二次戒烟指导时，果然如我所料，他抽了一支烟，然后戒烟再没有继续下去。

类似这样，在社会上取得一定成功、自信满满、看起来意志力很强，却戒不了烟的人有很多。

据说，吸烟者中有 70% 的人患有尼古丁依赖症。虽然没必要过度害怕，但戒烟毕竟不是那么容易的，在没有任何准备的前提下，突然行动是不可能轻松戒掉的。

"突然戒烟"可以说是在没有作战计划和事前准备的情况下，一个人孤身面对强大的敌人。当然，这当中能顺利戒掉的人也有，但大多数人会在"尼古丁三兄弟"那儿碰壁，导致戒烟以失败告终。

"突然戒烟"成功的人们，其中很多人会认为是靠自己的意志力而成功的，从而吹嘘自己的意志力顽强。单靠意志力却戒烟失败的人，当他们偶然听到成功戒烟的人关于意志力的言论，会将戒烟的失败归咎于自己的意志力薄弱，从而丧失信心，这是一件非常可惜的事情。

那么，到底怎么做才好呢？我推荐"聪明戒烟"。

在本书中，我将介绍一些不依赖意志力，也不用费力的"聪明戒烟"的方法，请各位继续往下看。

戒烟成功的人和戒烟失败的人

对于戒烟成功的人和戒烟失败的人，你只要和他们说上几句话，就可以明白其戒烟成败的原因。

我先说一下戒烟成功应具备的四个条件。如果看完这四个条件，你觉得自己属于不会成功的那种人，也不用害怕和担心，我会告诉你怎么做就可以成功戒烟。

第一个条件对于戒烟来说是最为重要的，那就是一定要有明确的戒烟理由。戒烟理由越清晰，越容易取得成功。

说到戒烟的理由，通常可以说是"为了健康"。随着年龄的增长，得了疾病，慢慢感到身体不适等，以这样的理由戒烟容易成功。这在我们的研究中也得到了证明。

前几天，来了一位戒烟者。他不知道为什么总觉得自己身体不舒服，于是在妻子的要求下，不情不愿地来到戒烟门诊治疗。果然如我所料，第一次治疗结束后再没来第二次。类似这种，把戒烟的理由推给别人的人，肯定是无法成功的。

再强调一遍，戒烟的理由真的非常重要。如果想要戒烟，一定要在戒烟之前把自己所能想到的理由全部写出来。

写戒烟理由的时候，不要写被医生或家人等"别人"强迫之类的话，而是要有"为了我自己，我自己要戒烟"的坚定立场。就像刚刚我所举的那个例子，在妻子的要求下来到戒烟门诊戒烟，是一定无法顺利戒掉的。日后如果夫妻吵架，可能还会有种不好的情绪迸发出来，说"你让我戒烟，我不是照做了吗""我不戒了"之类的话，然后就放弃戒烟了。

"我自己决定的"这一点特别重要。所以，请先在记事本上写下你所能想到的戒烟理由。然后从中挑选出最重要的，把它写在纸上、放在钱包里、贴在墙上。另外，建议在戒烟过程中时不时地读一读你所写的理由。

第二个条件是不放弃。坚持多次挑战的人容易成功。一次戒烟失败便丧失信心，认为自己无法做到，从而放弃的人，非常可惜。

2016 年加拿大多伦多大学发表的的调查结果显示：戒烟成功的人当中，很多人都曾进行了多达 30 次的尝试。一次失败就放弃，真是为时尚早。学骑自行车，同样是在多次失败中反复练习才成功的吧。美国前总统奥巴马也是经过了多次戒烟才最终成功的。没有放弃就没有失败。

第三个条件是不畏惧失败。越是不害怕失败的人，越容易成功。对于失败适度害怕很正常，但如果过度恐惧，戒烟便无法顺利进行。对于这样的戒烟者，我想说的是："即使失败了，不过是回到原点，没什么可怕的。"

买股票还伴随着投资风险呢，如果投资失败可能会身无分文，但是戒烟是"对身体的投资"，没有风险。我这么说可能你会感到很意外，但是确实如此，因为即使戒烟失败，大不了还是回到原来的样子。

而如果戒烟成功，你就能从尼古丁的魔掌中逃脱出来，健健康康、神清气爽地度过每一天。所以请先踏出戒烟的第一步，然后坚持下去。

第四个条件是自信。缺乏自信或太过于自信，都不容易顺利戒烟。

没有戒过烟的人，当然没有成功的信心。当然无论是谁，第一次都会没自信。没有自信的人，会感觉自己面前站着一个张牙舞爪的"尼古丁大魔怪"。但仔细想想，其实不过是个"尼古丁小精怪"而已。这个小不点，不过是在精力旺盛地虚张声势，让你感到恐怖而已。了解了尼古丁依赖症，并巧妙掌握戒烟的知识和技巧，你就会充满自信了。

相反地，如果过于自信，也不容易顺利戒烟。觉得自己意志力顽强并充满自信的人很多，在我的印象中，这样的人在戒烟过程中，一旦复吸便会接二连三地抽下去，慢慢地自己戒烟的决心会完全丧失，于是又开始吸烟了。只要不过于自信，并认识到自己的弱点，然后做好十足的准备，不断尝试，就能够战胜香烟的诱惑，进而取得成功。

　　读了本书，我相信你可以做好充足的准备，所以请务必安心。

为什么看了《这书能让你戒烟》还是戒不掉

　　在上一节中，我介绍了仅靠意志力无法成功戒烟的原因。接下来我将具体介绍一些多次尝试仍然可能失败的戒烟方法。

　　我在前面提到过一本书名叫《这书能让你戒烟》。它在日本国内翻译出版后畅销 200 万册，可以说是戒烟类书籍的超级畅销之作。想要戒烟的朋友们，可能也有所耳闻。

　　很多与戒烟治疗相关的医疗从业者从书中了解到许多有用的信息。当然，我也读过这本书。

　　这本书究竟好在哪儿呢？迄今为止的戒烟治疗中，都在着力研究身体依赖和习惯依赖，这本书的作者却另辟蹊径，围绕心理依赖提出了很多新观点。

　　在现在的戒烟治疗中，大家都知道解决心理依赖非常重要。但是在 1996 年这本书出版上市的时候，心理依赖还没有被普遍关注。用一本书来完整地阐述心理依赖，可以说是具有划时代意义的。作为医生，令我深感沮丧的是，医疗行业从业者们却没有写过这方面的内容。

　　可以说这是一本对戒烟来说有着"丰功伟绩"的书，很多人仅是读了读就像被施了魔法般地戒掉了烟，可是也有很多人一点效果都没有。

为什么会这样呢？理由之一，对于戒烟来说，光解决心理依赖还远远不够。需要同时解决身体依赖、习惯依赖和心理依赖这三大敌人。而《这书能让你戒烟》只是解决心理依赖的书。

本书深入研究了《这书能让你戒烟》的优缺点，并融入了最近 20 年发展起来的脑科学和心理学的内容，坚持遵循客观的科学依据，并很好地平衡了身体依赖、习惯依赖和心理依赖三个方面的内容。

仅靠戒烟门诊也不行，又是为什么？

戒烟门诊的治疗效果怎么样呢？ 1999 年我便开设了戒烟门诊，当时戒烟类门诊还非常少见，也不能使用医疗保险，一般自费就诊，通常会用戒烟贴、戒烟糖等药物辅助治疗。现在戒烟门诊在日本已被纳入医疗保险范围，戒烟者的诊疗花费大幅降低了。一天的诊疗费比一包香烟还便宜，不由地感叹当今这个时代真好啊。

最近，不仅有戒烟贴、戒烟糖，还有口服戒烟药。对抗烟瘾的武器多了，可以说现在戒烟变得越来越容易了。

那么，与我刚开办戒烟门诊的那个时候相比，现在的戒烟成功率提高了吗？非常遗憾，并没有提高。以我们医院的实际数据为例，戒烟门诊的治疗（3 个月）结束后，戒烟成功率是

70% ~ 80%，但是一年后这个数据会降到 50% ~ 60%。也就是说，即便已经开始戒烟，但是要坚持下去仍然十分困难。

没有坚持到底的原因之一，说实话我觉得在医生身上。虽说都是戒烟门诊，但医生的水平却参差不齐，有的医生只给开戒烟药的处方，而不提供任何与戒烟相关的指导；有些治疗深入的医生，会认真指导吸烟者如何解决身体依赖和习惯依赖，但受时间所限，有关心理依赖的指导却做得很少。在我自己的医疗门诊，非常遗憾地说，对于心理依赖的指导也仅是局限于精髓的部分，并没有全面涉及。

戒烟门诊为时 3 个月的治疗结束时，戒烟的进展还很顺利，但半年甚至一年后坚持下去的人却很少。我一直在思考，到底是什么原因造成了这样的结果呢？

可以想到的仍然是心理依赖的问题，看来消除心理上的依赖非常重要。

身体依赖还可以用药物控制，但如果不能彻底消除心理依赖和习惯依赖，那么当生活、工作中有压力时或者借助其他一些契机，吸烟又会重新开始。

戒烟不能坚持到底，不仅对于吸烟者来说是一种遗憾，对我们医生来说也是如此。所以我总在想，关于心理依赖这个在戒烟门诊中也不能充分解决的问题，自己能做点什么呢？于是我执笔写了这本书。我在写本书的时候，力求书中所介绍的方法能达到与认知行动疗法同样的效果。戒烟者在接受戒烟门诊的诊疗过程中，如果把本书作为辅助性读物好好读一读，那么戒烟成功率会得到提升。

让你沉迷于烟瘾，是某些烟草公司的阴谋！

我一直在社交网络上发布关于戒烟的相关信息，曾将这些内容命名为《戒烟导师的戒烟启发体系》，在日本肺癌学会总会上做过学术报告，也曾在医学杂志上投稿发表。

我在收集与戒烟相关的繁杂信息的过程中，也发现了一些东西，那就是关于烟草公司的市场营销策略。

20 世纪 90 年代美国上映了一部电影，名叫《知情者》（英文名 The Insider）。这部电影是根据真人真事改编而成的，剧情源自某烟草公司的员工曝光了该公司的一份秘密文件。得益于这位员工的勇敢行为，现在我们可以在互联网上读到这份秘密文件。结合这份秘密文件以及我从书籍中收集到的大量信息，可以总结出美国烟草公司对烟民实施的两大策略：

● 对年轻人，为了让他们吸烟，宣传"吸烟，从 20 岁开始"，这实际上是一种引诱和欺骗。

● 对成人烟民，为了不让他们戒烟，利用认知偏差使其陷入误区（关于认知偏差，我稍后会做详细说明）。

这里我向大家介绍一下某些烟草公司为了让年轻人吸烟而采取的巧妙的市场策略。

我这么说可能大家不会感觉到奇怪，其实吸烟的习惯绝大多数人是在未成年时期养成的，而非成年之后。

根据日本红十字会和歌山医疗中心的池上达义医生在 2001 年所做的调查显示，90% 的烟民是从 20 岁以前开始吸烟的，

98% 的烟民从 25 岁以前开始吸烟。在美国也有调查结果显示，90% 的烟民在 18 岁之前开始吸烟。也就是说，吸烟是在未成年时期养成的习惯。

在日本，未满 20 岁就开始吸烟是普遍的状况，所以日本烟草公司也把青少年作为其营销的目标客户群体。当然，烟草公司是不会承认这一说法的。

但是，如果我是某烟草公司的市场人员，也会把青少年作为我的目标客户，因为一旦在未成年时期成为烟民，那么在其以后的一生中，这个人将成为香烟的优质用户。

可以说这是恶魔般的营销思路。在某些烟草公司的营销中，使用了两大心理战术：

第一个是逆反心理。利用了 "越是禁止的东西，越要尝试" 这一心理。越是宣传 "禁止未成年人吸烟"，未成年人反而越想尝试。

第二个是渴望成为大人的心理。未成年人都想快点长大，早点成为大人，能做和大人一样的事情，某些烟草公司则利用了这一心理。曾有研究表明，一则 "未满 20 岁不得吸烟，这是规定" 的广告，反而激发了未成年人想要吸烟的欲望。

关于年轻人和香烟的关系，在《恶魔的营销——烟草公司的真面目》（ASH 编著，切明义孝、津田敏秀、上野阳子翻译、解说、编辑，日经 BP 社出版）一书中也有如下记述：

"对于年轻人来说，吸烟是一件有象征意义的事情。意味着'我不再是乳臭未干的毛头小子，我长大了，不怕了，可以任意妄为了'。就算这样的心理因素不是那么强烈，叠加上烟草的药理作用，戒烟也会变得越来越困难。"

另外，很多人会长期选用自己在未成年时期吸过的香烟品牌。所以，如果让一个人在未成年时期就开始吸某种烟的话，这个人将会是这个品牌的长期优质用户。

戒烟不能顺利进行的其中一个原因就在这里，大家读了什么感受？你是否希望从某些烟草公司的操纵中解脱，恢复自由的自己？

那么请从现在开始，掐灭你手里的香烟，把香烟盒扔进垃圾桶里吧。

戒烟是终极的健康养生法

前面我介绍了戒烟不顺利的各种原因。可能很多人会想："以前没有戒掉，以后肯定也没法戒了。"

另外，关于吸烟的危害，很多人会这样想："天天说吸烟有害健康，我的耳朵都快听出茧子来了，我知道有害。就这样吧，算了吧。"

确实也是，总说没办法顺利戒烟的理由、吸烟的危害之类的，大家会听得腻烦，慢慢地会变得麻木，我特别理解这种心情。如果总这么念叨，反而会让吸烟者因为担心自己的身体健康而心感不安，并通过吸烟来缓解内心的不安，如此反倒起反作用了。

所以为了让你现在就放下香烟，我接下来会写一些戒烟的好处。

最能真实感受到的，就是身体状况会变好。

这真是非常棒的事情。戒了烟的人会说：

- "我的咳嗽减少了，咯痰减少了！"
- "嗓子好了，在卡拉 OK 唱歌的时候能高声歌唱了！"
- "腰痛改善了，真高兴！"
- "胃也变好了，还能分辨各种味道了，吃饭是一件快乐的事情！"

关于戒烟之后身体变好的状况，我用时间轴来跟大家解释一下。

首先，你戒掉烟的那个瞬间，你吸进去的不再是被吸烟污染过的空气，而是干净的空气。新鲜气体进入体内，全身的细胞便舒展开来，你可以想象一下这种感觉。周围的人不会因为你而被动地吸二手烟了，对你的家人和朋友来说也是一件非常值得高兴的事情，大家都会露出开心的笑容。

20 分钟后，血压和脉搏会降到正常水平。

8 小时后，血液中的含氧量也会增加，一氧化碳的含量会减少。吸烟其实是一氧化碳慢性中毒，戒烟后，你从中逃离出来，慢慢地身体的运动机能也会得以改善。

48 小时后，你对气味和味道的感知会变得更为敏感，食物会变得越来越美味可口。

两个星期到 3 个月后，心脏和肺的机能会得以改善。

1 ~ 9 个月后，咳嗽、疲劳、气短的状况会有所缓解。肺部功能会增强，越来越不容易感染肺炎。全身的能量值回升，感觉精神百倍的日子会越来越多。

1年以后，心肌梗死的患病概率将降低，与还在吸烟的人相比，患病的概率会减少一半。突然早逝的危险也会逐渐降低。

5年后，肺癌的患病概率将降低50%。患脑中风的危险也会降低到和非烟民差不多的水平。而脑中风是导致卧床不起的最大原因，脑中风的患病概率降低，也就意味着卧床不起的病患概率会减少。口腔癌、咽癌、食道癌的罹患概率也会降低一半。

10年后，肺癌的患病概率会降低到和非烟民同样的水平。有癌变风险的细胞，会被更新为正常细胞。

10～15年后，口腔癌、咽癌、食道癌、膀胱癌、肾癌的患病概率会进一步降低。

15年后，心脏病的患病概率将降低到和非烟民同样的水平。

……

如此这般，戒烟后立马会显现效果，并且身体会变得越来越健康。

戒烟后，身体会从细胞开始变得健康，所以戒烟是终极的健康养生法。

戒烟，不仅对健康有益，对美容也是大有裨益的。

当被问到"如果你即将去一个无人岛，将带上什么物品"时，毫不犹豫地回答"香烟"的重度烟民——艺人奈美悦子，在她患上掌跖脓疱病性关节炎后，也戒烟了。后来，她在《女性自身》（译者注：日本光文社发行的周刊）的采访中表示："感到特别惊奇的是，在我戒烟1个月之后，我发现自己的皮肤变得细腻、有光泽了，头发也变得有光泽了。"

不只限于奈美悦子，其实戒烟的人皮肤都会变好，变得细腻、有光泽，女性会越来越容易上妆。

戒掉香烟，不再浪费时间和金钱

从成本的角度来说，戒烟后，你可以省下一笔买烟的费用，钱自然而然就存起来了，很高兴吧！

曾经有个人，从戒烟开始，每天往储钱罐里存入 500 日元（约 30 元人民币），当 3 个月的戒烟治疗结束时，他一共存了 45 000 日元（约 2600 元人民币）。作为对自己的奖励，他买了一台一直想要的平板电脑。

如果是你，戒烟成功后，想买一件什么东西犒劳自己呢？

此前有位戒烟成功的朋友，有一些心里话想托我转告给即将戒烟的朋友们，那就是：一旦戒烟成功，你将过上一种"时间充裕的生活"。

请大家想一想，曾经花费在吸烟上的时间有多少？

不只是吸烟的时间，还包括你走到吸烟场所的时间，以及你去便利店买烟的时间，把所有时间加在一起，会是一个非常大的数字。

在我居住的地方有一所大学，校园内禁止吸烟，想吸烟的教职工们，即便是下雨天也要撑着伞走到很远的地方去吸烟。即便如此，周围的居民仍然会抱怨烟味儿呛人、烟灰散落得乱七八糟，据说教职工们为此很烦恼，不得不去应对人们的抱怨。而如果不吸烟，就不会发生这些事情了。

如果戒掉烟，很多时间将会被节省出来。利用戒烟后节约出来的时间，可以做很多真正重要的事情。

时间这个东西，不管对于有钱的人还是没钱的人，都是同样的。难道你不想把宝贵的时间用来做更加有意义的事情？

吸烟不仅是浪费时间。一年 365 天、一天 24 小时，你是不是经常在想吸烟的事儿？比如烟买好了吗？有允许吸烟的场所吗？香烟已经占据了你很大一部分的精力。戒烟的大脑，会变得清清爽爽。大脑变得清爽后，很多想法和创意也容易被想出来。

能够减少金钱、时间、脑内空间浪费的戒烟行动，你还不想试试吗？

戒掉香烟，爷爷不再被孙子嫌弃，家庭变得更加和睦

前些日子，一位 60 多岁的老人来到戒烟门诊，我感觉他在想什么心事，于是问他戒烟的原因，他给我的回答是，因为想要抱抱自己的小孙子。

他的孙子不愿意让他抱，总说"爷爷抽烟，太臭了"。听到孙子这么说，他的儿媳告诉他"抽烟期间不能抱孩子"。孩子的

妈妈应该是介意老人呼出的空气里含有烟草的有害物质。但是这对于老人来说，应该是很伤心的事儿。我同情地安慰他："啊，儿媳竟然这么说啊？"一边鼓励他为了孙子一定要努把力把烟给戒了。

由于想抱孙子的动力非常大，这位老人经过3个月，顺利戒掉了烟。每当他想要抽烟的时候，就会拿出孙子的照片来看看。

我记得在戒烟门诊治疗的最后一天，老人非常高兴地说从此可以抱孙子了，我被他的情绪所感染，也特别开心。据说现在他的孙子说"爷爷不臭了"，自己还主动要爷爷抱呢。

老人戒烟成功后，他的儿媳还专门为他张罗了一场戒烟庆功会。作为儿媳，应该也是担心自己的公公由于吸烟而影响健康吧。

实际上，我的岳父也是在外孙出生后戒烟的，孩子的力量真是强大啊！

也有些女性朋友背着家人偷偷吸烟，戒烟后不再像往常一样总担心自己的行为被别人发现了，整个人一下子变得清爽起来，心情也好多了。

"戒烟会带来压力"，这是大错误

戒烟会减轻压力、减少烦躁易怒的心情，对此你可能会觉得意外。

经常听说，有的人是因为有压力而戒不掉烟，但我敢断言，戒烟后压力会减小。

A 是一位 50 多岁的公司职员，每天加班数小时，压力巨大，甚至怀疑自己这么下去会不会过劳死。他觉得"吸烟有助于减轻压力"，于是明知吸烟有害健康，仍然每天抽掉 2~3 盒。就这样，他还是暴躁易怒，回家后会对妻子和儿子发火。

有一天，他感到一股难以忍受的胸痛以及对死亡的恐惧情绪。他以为花 5 分钟就可以了事的小病，结果到医院一查，被诊断为心绞痛。医生告诉他，如果再吸烟就有生命危险，并强烈要求他戒烟，他终于下了戒烟的决心。于是他来到了我的戒烟门诊。刚开始，他最担心的是，如果不能再吸烟了，他该怎么去消除现有的这些压力呢。我告诉他"吸烟，并不能消除你的压力"。刚开始他对我的话半信半疑，不过戒烟 3 个月后，他发现压力果然变小了，暴躁易怒的心情也减少了。

实际上，大部分压力是由吸烟引起的。稍后我会做详细说明。

吸烟的人其实会陷入这样一种反复循环中：吸烟→因尼古丁戒断而感到不安、烦躁→再次吸烟→尼古丁戒断症状暂时消除→稍微过一会儿后，又因尼古丁戒断而感到不安、烦躁→再次吸烟，并因此感到莫名的压力。

戒烟后压力消除了，心情变得平稳安静了，对孩子发怒的次数也减少了，原本情绪不安的孩子，也变得安静了。由此可见，家长烦恼不安的心情也会影响到孩子。

还有人告诉我，要恢复自己的自信，再也没有比戒烟更好的方法了，这位戒烟成功的朋友是这么说的：

"我以前特别没自信，做什么事儿都难以坚持到最后，觉得特别自卑。但当我戒烟成功后，发现自己也有坚持到底的时候。从那以后，我觉得自己的人生真的改变了。"

　　确实如此，连戒烟这种超级困难的事情都能成功，还有什么事情值得害怕呢？从此你可以满怀自信地去战胜一个又一个难题。

　　但建议大家不要把戒烟当作唯一的目的。以戒烟为契机，身心变得健康，并从此可以更好地掌控自己，这是最重要的。

　　戒烟成功后，你不仅可以跳出吸烟的恶性循环，还可以从很多其他不好的习惯中解脱出来。一个戒烟成功的人，仿佛卸掉了身上负重许久的包袱，充满了自信，脸上会经常带着快乐的笑容。

　　还在吸烟的你，难道不想成为这其中的一员吗？

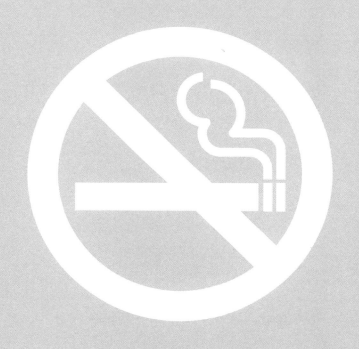

第二章

无论如何也戒不掉烟的"三大理由"

你戒不掉烟的三个理由

在第一章，我介绍了总是戒不掉烟的原因，以及戒烟的几个好处。

这一章中，我将继续就戒烟的三大敌人——身体依赖、习惯依赖、心理依赖进行详细说明。

你可以一边看书，一边想想自己陷入了哪种依赖中。

不管是哪种依赖，只要明确知道已有的倾向，并采取有效的对策，都是可以解决的。

身体依赖，是一个无穷无尽的循环

香烟燃烧后的烟雾里，含有一种致癌的毒性物质——尼古丁。当体内没有尼古丁时，就会出现尼古丁戒断症状（也就是医学上所说的脱瘾症状），我们称这种状态为身体依赖。

一旦发生尼古丁戒断症状，人会变得特别想吸烟，从而出现情绪不安、心情烦躁、暴躁易怒、注意力无法集中、身体无力、总想睡觉等现象。

尼古丁戒断症状，是让戒烟变得困难的很大的原因。尼古丁对于没有戒断症状的人来说，一点作用也没有，但是一旦有了戒断症状，尼古丁的威力将瞬间爆发。

请大家回忆一下自己初次吸烟的情景，是不是觉得恶心、头晕，还有点咳嗽。因为不管是谁，刚开始吸烟的时候，都不会觉得烟味好闻，忍受着再抽几次后，会在一个瞬间明白烟另外的味道，就是这个瞬间，意味着你已经患上了尼古丁依赖症。

吸烟后，如果你觉得头脑清爽、身心放松，这就是你患上身体依赖的证据。从此，你的戒烟路上又多了一个巨大的困难。

实际上与其他药物相比，尼古丁是很容易上瘾的东西。美国有研究报告显示：致瘾物质中，吸食后上瘾的人所占的比例，尼古丁是最高的，占 32%；海洛因占 23%；可卡因占 17%；酒精占 15%……

尼古丁戒断症状中，有一种微妙的不安的感觉。这种不安是因没有吸食尼古丁而引起的，但与身体自然产生的那种不安又没有区别。

身体自然产生的那种不安，是由脑部的脑垂体产生的，这是人感知生命危险时出现的一种本能反应。戒烟后人所感到的那种不安，实际上和这种本能的不安在感受上是没有区别的，所以很多人无法控制这种不安。

戒烟后，这种不安、烦躁、静不下心来的尼古丁戒断症状，会在戒烟后第 3 天或第 4 天达到顶峰，最长 4 周内这种感觉便会消失。戒断症状严重的时候，或者身体依赖较强的朋友，使用戒烟药物进行辅助治疗是非常明智的选择。戒烟药物可以减轻身体依赖者的尼古丁戒断症状。

刚刚也提到了，吸烟的原因有很多，比如削减压力等，那么吸烟的真正原因到底是什么呢？

从身体依赖的角度说，吸烟是为了缓解尼古丁戒断症状。在吸烟后，戒断症状所产生的那种不安、烦躁确实都会消失，整个人也会安静下来。不过也正如大家所知，效果是有限的。

　　如果你想戒掉尼古丁，那种不安、烦躁感便会卷土重来。其实不安的真正原因是因为尼古丁已经进入了人的身体，进而使人产生了尼古丁依赖。

　　实际上，也有研究表明，吸烟者的不安要比非吸烟者多。这是因为烟民进入了正如本书第 27 页所说的那个永无止境的循环中。

　　读到这儿，你明白了吗？

　　戒烟，真的可以让一直令人烦恼的尼古丁戒断症状如不安、烦躁等消解。戒烟的难受只存在于刚刚开始戒烟的那段时间而已。难道你不想永久地与尼古丁引起的那种不安、烦躁说再见，然后过上安稳平静的生活吗？

习惯依赖，说明吸烟已是你生活的一部分

　　习惯依赖是什么？用一句话说，就如"起床一支烟、饭后一支烟"一样，吸烟已经作为一种习惯存在于你的生活中了。

　　习惯，不是啥也不干的白痴。根据美国杜克大学 2006 年发表的论文显示，人的 40% 的行动，不是临场决定的，而是习惯使然。可以说习惯决定了生活。

你有没有在同一地点和同一时间吸烟的倾向？再比如当你和某个人在一起时，或者手里空空如也时，如果不吸烟就会觉得不自在、不得劲？如果有，这就是习惯依赖。

习惯在心理学上被称作"条件反射"。你应该也听过一个词语叫作"巴甫洛夫的狗"。在这个条件反射训练中，给狗投喂食物的时候会响起铃声，一段时间后，一听到铃声响起，狗便会不自觉地分泌唾液。

与此同理，当经常吸烟的那个时刻到来时，当经常抽烟的那个场所出现时，你就会像条件反射一样不自觉地想要抽一支烟。

很多人喜欢一边喝咖啡一边抽烟，这样咖啡和香烟就联系在了一起，当你在喝咖啡的时候，便不自觉地想要抽一支烟。如果你喜欢饭后吸一支烟，那么吃饭就和香烟联系在了一起，饭后如果不来一根烟的话，你会觉得少了点什么，吃饭的本身并没有让你感到满足。如果你喜欢在心情愉悦、身心放松的时候抽烟，就会误以为香烟是可以让人快乐、放松的东西，因为快乐与香烟联系在了一起，当你心情好的时候自然而然地会想要抽烟。这就是条件反射所致。

那么怎么做才能从习惯依赖中解脱出来呢？

非常简单。那就是远离那些与香烟紧密联系的事物或环境，也就是远离那些会勾起吸烟欲望的触发点。这样吸烟与触发点的联系就会变得不那么紧密，随着时间的推移，习惯的影响也就慢慢减弱了。

或者把吸烟的习惯替换成其他行为，这样习惯的影响也会慢慢变弱。

比如尝试用嚼口香糖代替吸烟。如果你空着手或沉默不语时喜欢吸烟，那么试试嚼口香糖，慢慢地你会发现戒烟不那么难受了。

但是在戒烟过程中，如果你偶尔吸一支，那么香烟和触发点的联系就永远断绝不了。在戒烟过程中，要求戒烟者一根不吸，就是从习惯依赖的角度考虑的，这非常重要。

那么大概需要多长时间才能消除习惯依赖呢？

以前一直有个说法，"养成一个习惯需要21天"，戒烟相当于养成一个"不吸烟的习惯"，那么戒烟至少需要21天。

然而最近英国伦敦大学的一份研究结果表明，要养成一个新的习惯需要花上66天。也就是说大约需要花两个月的时间。

吸烟因为有一定的依赖性，所以要戒除吸烟的习惯可能需要花上更长的时间。在戒烟门诊的诊疗中，一般需要花3个月才能让一个吸烟者不再吸烟，从习惯养成的角度来说，这个时间也是合适的。

你对香烟的依恋，是产生心理依赖的原因

一般花2～4周的时间，就可以从心理依赖中解脱出来。但有人过了这段时间，仍然特别想吸烟，还会感觉特别难受。这到底是怎么回事儿呢？

那是因为三大敌人中的"习惯依赖"和"心理依赖"还存在。

"心理依赖"，是因为对香烟的认知偏差所致。认知偏差，简单地说，是指思想上的偏执或心理上的偏执。

对吸烟的认知偏差，大致可以分为三方面。

第一，低估吸烟的危害。

第二，觉得吸烟可以帮助消除压力，让烦躁不安的心情平静下来，并觉得吸烟也有好处。

第三，觉得没办法消除戒断症状，自己戒不掉。

低估吸烟的危害，也被认为是吸烟者"不切实际的乐观主义"。即使告诉吸烟者关于吸烟的危害，可他们仍然会偏执地认定"没关系，我不会有事"，这对于不吸烟的人来说是无法理解的，但对于吸烟的人来说，这么想已经成了一种习惯。更有甚者，会在互联网上收集一些"好"的信息，比如"吸烟不是引起肺癌的原因"等。即使是熟知医学常识的医生，一旦他自己开始吸烟，也会毫无科学依据地认为自己不会有事。

由此可见，心理依赖是多么恐怖。

另外有些人认准了一个事实，那就是吸烟可以帮助消除压力。

这一点是绝不能妥协的。我很想大声地告诉大家，事实并不是这样的。

我想说的是，认为吸烟可以消除压力的人，绝对被洗脑了。你一定要从这个错误的认识中清醒过来。这样你离戒烟成功就不远了。

对戒断症状的认知偏差也是如此。如果你了解了戒断症状是怎么回事，它也就不那么恐怖了。如果以前有过戒烟失败的经历，现在回想起当时的情形，会有一种无法忍受的恐惧感，会觉得自己无法忍耐戒烟的痛苦。

正是因为有这样的认知偏差，即使自己在吸烟，也会认为没什么危害，并会认为疾病和自己没什么关系。还会觉得吸烟可以帮助消除压力，是一件挺好的事，反而不愿意去戒烟，认为戒烟是一件痛苦的、让人无法忍耐的事情。

为什么会造成这样的情况呢？

首先在吸烟过程中，一旦戒断症状犯了，吸烟可以消除戒断症状的痛苦，所以吸烟者会产生一种错觉，认为吸烟很好。其次是因为某些烟草公司的宣传、广告，以及社会对吸烟者的洗脑。第三是因为"认知失调"，这个概念在后面我会做详细说明。

其实对尼古丁的三大依赖中，相比身体依赖，习惯依赖和心理依赖更加强烈。如果仅仅是身体依赖，那么差不多忍耐两周就可以从中解脱，但是戒断症状越强烈，吸烟者的认知偏差便会越严重。

心理依赖的可怕之处在于，即便是戒烟成功几个月甚至几年后，还会突然产生想要吸烟的感觉，因为这个原因而开始复吸的人大有人在。其实如果真的完全消除了心理依赖，那么即使再次产生戒断症状，也不会复吸的。

心理依赖其实与社会环境有很大关系，社会环境会促进心理依赖的产生。大家是不是经常听到这样的说法："吸烟是一种文化，香烟是嗜好品。"如果你接受了这样的说法，并且周围吸烟的人很多，处在一个很容易吸烟的环境中，那么你的心理依赖会不断加强。

其实"吸烟是一种文化，香烟是嗜好品"的说法，是受到某些烟草公司影响的人广为传播的一种说法，可以说是对社会大众的洗脑行为。

另外，某些烟草公司还着力推动便携式烟灰缸的普及，有了这样方便的物件，在任何地方都可以吸烟了，这就是某些烟草公司的营销策略。

让我们一起来纠正认知偏差，早日从心理依赖中解脱出来吧。

用尼古丁检测量表，来找找你戒不了烟的原因吧

对你来说，尼古丁三大依赖中哪一个最强烈呢？弄清楚这一点，对戒烟来说非常重要。

接下来，我们用尼古丁依赖检验量表（FTND）和加浓式尼古丁依赖检测量表（KTSND）这两种尼古丁检测量表的组合，来判断一下你戒不了烟的原因吧。这两种方法也是在戒烟门诊中常用的。FTND 主要用来判断对尼古丁的身体依赖程度，KTSND 则常用来判断对尼古丁的心理依赖程度。

注：FTND（Fagerstrom Test for Nicotine Dependence）是由瑞典赫尔辛堡烟民信息中心主任、尼古丁研究专家卡尔·法格斯特罗姆推出，用于检测尼古丁依赖程度的，在中国使用较多，认知度也较高。KTSND（Kano Test for Social Nicotine

Dependence）是由日本人加浓正人等联合开发的。

当然，这里的检测结果仅供参考，最终的尼古丁依赖检查，还是需要由专业的医生进行。

下面请大家按照要求回答问题，并记下自己的得分。

测测你的身体依赖程度

FTND 主要用于检测人体对尼古丁的身体依赖程度。整个检测量表有 6 个问题，请你回答这 6 个问题，并把得分加总求和。

FTND 在以前的戒烟门诊中经常用到，检测结果分为三类：0 ～ 3 分，表示依赖程度低；4 ～ 6 分，表示依赖程度一般；7 ～ 10 分，表示依赖程度高。

你属于哪种依赖程度呢？

FTND（尼古丁依赖检验量表）

① 你早上起床后待多长时间吸第一支烟？

□ 5 分钟以内（3 分）　　□ 6~30 分钟（2 分）

□ 31~60 分钟（1 分）　　□ 1 小时以上（0 分）

② 在禁烟的公共场所，如图书馆、电影院等，你会不会因为不能吸烟而感到很难熬？

□是（1分）　　　□不是（0分）

③ 一天中，哪个时间点的烟，对你来说最难戒掉？

□早上起床后的第一支烟（1分）　□其他（0分）

④ 你每天的吸烟量是多少？

□ 31支以上（3分）　　□ 21~30支 （2分）

□ 11~20支（1分）　　□少于10支（0分）

⑤ 你起床后2~3小时内吸烟的次数，是否比其他时间更频繁些？

□是（1分）　　□不是（0分）

⑥ 你生病卧床时，还会吸烟吗？

□是（1分）　　□不是（0分）

测测你的心理依赖程度

接下来，向你介绍 KTSND，这是加浓正人等联合开发的一种检测方法。满分30分，0 ~ 9分为正常范围值，10分及以上便表示你存在不同程度的心理依赖。

用这种方法可以判断你对吸烟的认知偏差到底是什么程度？

分数越高对吸烟正常合理的认知偏差越大。

也可以说这种检测方法是测试认知偏差的，所以即使没有吸过烟的人，也可能得出很高的分数。

得出高分的非吸烟者，可以说对尼古丁患有"社会性依赖"。某些烟草公司洗脑式的巧妙营销，对不吸烟的人也产生了效果。看来对尼古丁的心理依赖，不只存在于吸烟者身上。

或许有人会对 KTSND 检测分数之高感到震惊。不过分数高也没关系。阅读本书后，你的检测分数会逐渐降低，能慢慢从心理依赖中解脱出来，由此戒烟成功率会有所提高。

可能有人会产生排斥情绪，但不管怎么样，请抱着真诚的态度试试看吧。

KTSND（加浓式尼古丁依赖检测量表）

① 吸烟本身是一种病。

□赞同（0分）　　　　　　□一般赞同（2分）

□不怎么赞同（2分）　　　□反对（3分）

② 吸烟是一种文化。

□赞同（3分）　　　　　　□一般赞同（2分）

□不怎么赞同（1分）　　　□反对（0分）

③ 香烟是嗜好品（带来味觉享受和刺激）。

□赞同（3分）　　　　　□一般赞同（2分）

□不怎么赞同（1分）　　□反对（0分）

④ 可以尊重吸烟的生活方式。

□赞同（3分）　　　　　□一般赞同（2分）

□不怎么赞同（1分）　　□反对（0分）

⑤ 也有人因为吸烟，生活变得多姿多彩。

□赞同（3分）　　　　　□一般赞同（2分）

□不怎么赞同（1分）　　□反对（0分）

⑥ 吸烟有好处（对身体和精神有益）。

□赞同（3分）　　　　　□一般赞同（2分）

□不怎么赞同（1分）　　□反对（0分）

⑦ 吸烟有助于消除压力。

□赞同（3分）　　　　　□一般赞同（2分）

□不怎么赞同（1分）　　□反对（0分）

⑧ 香烟可以让烟民的大脑灵活起来。

□赞同（3分）　　　　　□一般赞同（2分）

□不怎么赞同（1分）　　□反对（0分）

⑨ 医生在鼓吹和夸大吸烟的危害。

□ 赞同（3分）　　　　　□一般赞同（2分）

□ 不怎么赞同（1分）　　□反对（0分）

⑩ 放了烟灰缸的地方，都可以吸烟。

□赞同（3分）　　　　　□一般赞同（2分）

□不怎么赞同（1分）　　□反对（0分）

只要是吸烟的人，都会有习惯依赖

戒不掉烟，是因为有尼古丁依赖这个心理上的毛病。

但是从人的行为角度看，吸烟可以说是一种习惯。要戒掉吸烟，不仅要从身体依赖入手，用其他习惯替代吸烟，也非常重要。

实际上只要是烟民，都有习惯依赖，不存在没有习惯依赖的烟民。

比如你自己每天会抽好几支烟。

如果一天抽 20 支烟，一支烟大概吸 10 口，那么一天之内你一共会吸入 200 口香烟。

你的吸烟的行为一定会在某个时间、某个地点，与某个人一起时，或者拥有某种心情时发生，并且能持续数十年。可以说，这是比每天刷牙还要固定的习惯，从某种意义上讲，这已经成为你生活中自然而然的事情了。结果就是你好像被什么操控了一样，就那么不自觉地拿起香烟，并点着了。

所以打破习惯依赖，对戒烟来说非常重要。在戒烟门诊的诊疗过程中，一大半的精力都会花在消解习惯依赖上面。

那么我们怎么衡量习惯依赖的程度呢？虽然没有像测量身体依赖和心理依赖那样的检验表，但是下面所列的这些项目，如果符合你的越多，就说明你的习惯依赖程度越深：

□一喝咖啡，就想吸烟

□一喝酒，就想吸烟

□饭后，想吸烟

□在游戏厅，想吸烟

□不自觉地已经开始吸烟了

□就算开始戒烟了，我还是会吸上两三根

□一看到烟或者烟灰缸，就想吸烟

□高兴的时候，想吸烟

有没有被说中几个呢？只要有一个，那么说明你已经有了习惯依赖。

本来没打算吸烟的，结果不自觉地就拿起了烟并点着了火，这样的情况也很多吧？

跟大家说一个真实案例。有一次一个人正在专心致志地想事情，当他想起来要抽根烟的时候，他的嘴里已经含着一支烟在抽了，你看习惯是多么可怕。

就像这样，吸烟已经成为一种习惯，在生活中扎下了根，因为几十年如一日地重复着这样一件事儿，身体和大脑也就自然而然地记住了这一动作。

如此顽强的习惯，可以说已经是一种"坏毛病"了。有很多人为了纠正一个坏毛病而非常痛苦。已经养成的坏毛病，特别难以改掉吧？

那么到底怎么做好呢？

解决办法就是行动疗法。对吸烟的习惯依赖，可以用行动疗法加以解决。只要你仔细阅读第四章，就可以解除习惯依赖。

找到适合你的方法，是戒烟的第一步

大家都做完尼古丁依赖程度的测试了吗？

FTND 测试中得分越高的人，说明身体对于香烟的依赖度越高。戒烟的时候，尤其是戒烟最初的两周内，可能尼古丁戒断症状会比较明显。

为了提高戒烟成功率，对于尼古丁依赖程度高的人，或者以前出现过强烈的戒断症状的人，或者对戒烟没有信心的人，我强烈建议他们去戒烟门诊接受药物治疗，或者去药店购买非处方类尼古丁贴剂。但是对于一天抽 10 支以上的重度烟民来说，药店销售的 OTC 类尼古丁贴剂可能药力不够，我建议其到戒烟门诊用贴剂治疗。对于尼古丁依赖度中等的人，为了让戒烟更轻松，我也建议其使用药物辅助戒烟。

对于身体依赖强的人，仅仅采用亚伦·卡尔在《这书能让你戒烟》一书中所介绍的办法，很多人依然无法顺利戒烟。其原因是，无法对抗由身体依赖而产生的尼古丁戒断症状。

反过来，KTSND 测试中得分越高的人，心理依赖越强，对这类烟民，光靠药物治疗基本上很难起到好的效果。在我的戒烟门诊中，很多烟民在门诊治疗的 3 个月里坚持戒烟，我们全体医护人员都特别开心，但是等到 6 个月再确认其戒烟情况时，很多人已经开始复吸了。

这类烟民有一个很大的特点，就是即使过去了 6 个月，他们仍然还在忍受想要吸烟的痛苦。虽然没有了戒断症状，也从身体依赖中解脱出来了，但是心理依赖还存在，还没有从心理依赖的包围中解脱出来。他们会美化吸烟行为，并坚信香烟的好处，心里还留存着想要吸烟的强烈欲望。

因为还存在心理依赖，也就是说如果他仍相信吸烟有助于消减压力，那么一旦生活中遇到压力时，他就会像往常一样开始吸烟。

因为他还相信吸烟可以减压，所以此时他会吸烟也是可想而知的。解除心理依赖，对于完全戒掉烟是非常重要的。

再一方面，心理依赖强的人会轻视习惯的威力，这也是戒烟困难重重的原因。只要是吸烟的人，多多少少都有习惯依赖。请大家务必从习惯依赖中走出来。

现在的日本，虽然已经有所转变，但仍然对吸烟行为很宽容，也充满了很多吸烟的诱惑，别说室内禁烟了，很多地方连吸烟区和非吸烟区都没有分离开。酒吧是戒烟失败的最大危险地，当然了，酒吧本身不禁烟是最大的问题。

对于戒烟，吸烟者实际上会感到不安和恐惧

如果我问"你想戒烟吗"，你肯定会回答我说："当然了，既然我在读这本书，肯定是想戒烟的。"

那么你戒烟的过程是快乐的吗？

面对这个问题，很多人一定会说，哪里快乐啊，实际上很不安，还有些害怕呢。

很多人想戒烟，但是总会有这样那样的顾虑，会对没有香烟的生活感到不安和恐惧，比如很多人会这么想：

"真的能戒掉吗？"

"意志力不强，戒烟比较困难吧？"

"如果我又复吸，怎么办好呢？"

"要是出现戒断症状怎么办呢？"

"没有了香烟，怎么去缓解我的压力啊？"

"要是戒烟后长胖了怎么办？"

"没有香烟的生活，会很无聊吧？"

前面我也介绍过，戒烟过程中，确实会出现因戒断症状而产生的不安情绪。据说将近一半的戒烟者会感到不安，而且这种不安的感觉还会越来越被放大。出现戒断症状确实是事实，很多人

正是因为这种不安的情绪而对戒烟产生恐惧之心。

以前有过戒烟经验的人，每当想起这种心情还是会心生害怕。其实这是习惯依赖和心理依赖在利用不安的情绪，与想要戒烟的意志力和决心做抗争，变相要求戒烟者停止戒烟。

戒烟产生的不安，实际上是"鬼怪露真形，原是枯芒草"

实际上，那些不安几乎都是无中生有，是从"莫须有的东西"中产生出来的。

很多不安的情绪，当你"知道"后，也就消失了。这个"知道"是指对戒断症状的"知道"、对"戒烟反而容易带来不安"这一事实的"知道"、对戒烟方法的"知道"。你对很多知识的"知道"，可以消除不安。

想象一下进入鬼屋的情况。最开始总觉得什么地方会蹦出一个鬼怪来，然后感到特别害怕和不安。但如果再进去第二次的话，相比第一次，就不那么恐惧和不安了，因为你已经对鬼屋有所了解，知道什么地点和什么时间会有鬼怪出现。

尼古丁依赖症也是同样的，当你了解了依赖症是怎么回事，你也就不会害怕了。从尼古丁依赖症的表象看，会让人感到非常害怕，但如果你知道了它的实质，戒断症状不过就是大势已去的尼古丁在虚张声势而已。

这书能帮你戒烟

所以请不要害怕和恐惧。戒烟过程中的不安，不过是疑心生暗鬼，正所谓"鬼怪露真形，原是枯芒草"。这是以前流传下来的一句谚语，意思是说本来以为是恐怖的幽灵，走近一看，却只是枯萎的芒草而已。

一旦产生恐惧，本来没什么大不了的事儿也会觉得很害怕。

另外，即便把烟戒了，你也什么都没有丢失，请务必牢记这一点。下一章，终于可以开始介绍与"尼古丁三兄弟"做斗争的方法了。

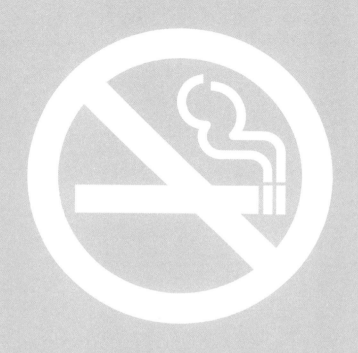

第三章

这样做，可以消除身体依赖

为什么你会依赖香烟？

为什么人会依赖香烟呢？

有两个原因。

第一个原因是吸烟后大脑会发生变化，患上一种叫"尼古丁依赖症"的"脑疾病"。

尼古丁依赖症，也被称为大脑退行性疾病，尼古丁会一点一点地改变大脑内部结构，让其变成依赖性大脑，戒烟 2 ~ 4 周后，身体依赖会慢慢消退，但是已经被改变的大脑无法复原。所以即使已经戒烟多年，仅仅是复吸一支烟，就很容易激活以前那个依赖性大脑。

尼古丁依赖症的恐怖之处，就在这些小插曲中。

有一个父亲酒精成瘾，但在家人的支持下，最终戒掉了自己的酒瘾。之所以能戒酒，他心爱的女儿起了很大的作用。

后来女儿结婚了。不知道是因为高兴，还是觉得在婚宴上可以喝一点，总之在结婚当天，父亲喝了一点点酒。结果过了一些时日，因为一件伤心的事情，父亲又回到了以前酗酒的状态。

这样的事情，在戒酒的人当中经常发生，其实尼古丁依赖症也是完全相同的情况。在戒烟过程中，哪怕只是复吸一支烟也不行，其原因就在这里。

尼古丁控制着吸烟者的大脑，没有尼古丁，大脑中的多巴胺和血清素便很难分泌出来。

多巴胺又称"快乐激素""促进激素"，血清素又被称作"治愈荷尔蒙"。也就是说，吸烟者如果不吸烟，就会觉得自己没有活力和幸福感。更有甚者无烟不快，慢慢地根本离不开香烟了，就好像大脑被尼古丁控制了一样。

尼古丁会促使大脑内一个叫"伏隔核"的部位分泌更多的多巴胺，从而引发尼古丁依赖症。对酒精、毒品、兴奋剂的依赖也是基于同样的原理。

与酒精、毒品、兴奋剂等上瘾不同的是，即便患上尼古丁依赖症，也不会太过于影响日常的生活，所以到今天也没有对烟草进行禁止。可是，如果依赖强烈的话，想要戒掉的难度和其他上瘾的东西是一样的，一旦上瘾会非常棘手。

产生尼古丁依赖症的第二个原因是香烟不是嗜好品，而是将尼古丁迅速送到大脑的工业制品。

某些烟草公司会在香烟中加入胺类化合物，促进尼古丁的吸收，从而让人更容易产生尼古丁依赖症。香烟是被特意增强了依赖性的工业制品。

"香烟，不是简单地将烟叶用纸卷起来那么简单，它是经过某些烟草公司巧妙开发的到生命最后一刻也戒不掉的商品。" 这是我从世界卫生组织（WHO）的公开信息中得出的结论。

但是，读了这本书，你一定可以戒掉。

你的大脑，已被尼古丁控制

那么，尼古丁到底是怎样在大脑里起作用的呢？

吸烟后，尼古丁通过肺部进入血液，然后在短短 7 秒内到达脑部。尼古丁到达大脑的速度比注射的速度还要快，如此快的速度更促进了依赖性的产生。

心理学上认为，通过某个行为达到自己想要的结果的速度越快，那么这个行为也就越容易形成习惯。举个例子来说，水族馆有海豚表演，如果海豚一表演完就立即给它食物，那么就很容易养成表演的习惯。但是如果表演完 1 个小时之后再给它食物，那么无论过多久也不会养成表演的习惯。

与海豚表演的道理相同，通过吸烟获得快感的速度比注射还要快，当有戒断症状的时候，吸烟能很快缓解不适，由此人对吸烟的依赖又被加强了。

但是用尼古丁贴剂的时候，就很难形成依赖，因为尼古丁贴剂里所含的尼古丁是通过皮肤慢慢吸收到身体里的。

进入大脑里的尼古丁，会作用于中脑腹侧被盖区，刺激伏隔核分泌更多的多巴胺，以此获得一时的快感。

最新研究得出了一个更加有意思的结果。

2001 年，美国斯坦福大学教授布莱恩·克努松公布的一份调查报告显示，多巴胺实际并不会给人带来快感，而是让人对快感产生期待。而人正是为了追求这种期待而去采取行动。就像是把快感放在眼前，让你摸不着，总有种被吊胃口的感觉。

同时尼古丁刺激大脑的结果是产生更多的去甲肾上腺素和血清素等其他物质，也可以说尼古丁控制了很多脑内物质。

大脑奖赏回路的阴暗面和光明面

对快感进行奖励并驱使人们去采取行动的是大脑奖赏回路（大脑的奖赏系统），而多巴胺是驱动这一系统的"驾驶员"。

大脑奖赏系统是在诸如肚子饿了要吃饭、感觉渴了要喝水、发生性爱等满足本能欲望的时候发生作用，并带来愉悦和满足感。另外在某件事情成功后，或者被褒扬的时候发生作用。因此当大脑奖赏系统运转的时候，大脑伏隔核会分泌多巴胺。

实际上，当你为了实现人生目标而努力奋斗的时候，当你开心地喝上一杯的时候，多巴胺和大脑奖赏系统都在发生作用。

很多朋友看过电影《星球大战》，在影片中，原力（宇宙中最神秘、最强大的力量）有阴暗面也有光明面，阿纳金·天行者（Anakin Skywalker）堕落到原力的阴暗面而变成了达斯·维达（Darth Vadar）。

与原力一样，大脑奖赏回路也有光明面和阴暗面。作为光明面的大脑奖赏回路，影响着人的情感、学习和记忆，它刺激多巴胺适时分泌，让人拥有充沛的活力和较强的记忆力。

依赖症，可以说是多巴胺和大脑奖赏回路的阴暗面。

诸如尼古丁这样的依赖性物品，会刺激大脑分泌异常多的多巴胺，从而让身体对此类物品产生依赖。

曾经有一项关于老鼠的大脑奖赏系统的知名实验。在实验中，按下按钮，电流会刺激老鼠的大脑，并产生快感，经过多次反复后，老鼠对快感产生依赖，便自己一遍又一遍地按下按钮，一遍又一遍地享受这样的快感，不吃也不喝，直到死亡。想想对致瘾性物品产生依赖的人们，以后的结果如果是这样的话，该有多悲惨啊。

当然了，我们肯定不希望大脑奖赏回路的阴暗面发生作用，在光明面的积极影响下迎接丰富多彩的人生，该有多好啊。

依赖症实际上是大脑被尼古丁绑架了

请大家再想一想多巴胺，如果多巴胺不足，人的欲望、兴趣、好奇心将减少，会变得无精打采。众所周知，帕金森病就是因为脑内多巴胺分泌不足而导致的。相反地，如果多巴胺分泌过多，又会使人过度兴奋，有时甚至会产生攻击性。多巴胺过多，也是使人产生幻觉、妄想等统合失调症的原因。

由此可见，多巴胺过多和多巴胺不足都不是一件好事。而吸烟是让多巴胺过量分泌，跟兴奋剂一样，真是可怕。

尼古丁作用于中脑腹侧被盖区，引起伏隔核分泌更多的多巴胺。再说细一点，在腹侧被盖区有烟碱型乙酰胆碱受体，尼古丁正是作用于这里。本来人体内是没有尼古丁的，那个部位原本也应该只有乙酰胆碱这样的脑内物质。也就是说，乙酰胆碱的位置被尼古丁侵占了。这简直可以说"尼古丁把大脑的奖励回路绑架了"。

在日常生活中，多巴胺大量分泌的时候并不多。但是吸烟的时候，每吸一口，多巴胺就会过量分泌一次。如果一个人每天抽20支烟，每支烟抽10口，一天内就会有200次多巴胺过量分泌，如此一来体内的多巴胺便泛滥了。

吸烟的人会比不吸烟的人不幸吗

多巴胺暴走的大脑内，会发生什么呢？

如果我们的大脑经常处于尼古丁反复刺激多巴胺过量分泌的状态，那么日常生活中那些轻微的刺激，将不会使我们感到满足，多巴胺也很难分泌出来，这是患上了"只有吸烟才能分泌多巴胺的症状"，而日常生活中的事情将很难让人感到幸福。

吸毒成瘾也是这样的，因为大脑的神经细胞被反复刺激，初吸时同样的量已经无法给身体带来快感，因此一旦上瘾，将需要吸食更多毒品来满足身体对快感的渴求。尼古丁成瘾也是如此，慢慢地吸烟的数量将会增加，尼古丁所带来的快感毕竟如兴奋剂一样，在获得短暂的满足之后，必定会需要更多的反复刺激。

我们是通过吃饭、与家人或朋友的交往去感知日常生活中的点滴幸福来度过每一天的。日常生活中，也不可能每天都有盛大的活动。但因为尼古丁的影响，我们对于那些日常生活中的小细节和小幸福无法感到满足和快乐了。

最近一项研究结果证明了我刚刚的这一说法，这是 2015 年英国伦敦大学卫生与热带医药学院的研究。他们对俄罗斯、乌克兰等 9 个国家的 1.8 万名 18 岁以上的大学生进行了关于吸烟与幸福感的相关性调查研究，研究结果表明，不吸烟的人和已经戒烟的人，比吸烟的人感觉更幸福。

在这项研究中，值得注意的是，已经戒烟的人的幸福感比吸烟者高。

你难道不想戒掉手里的香烟，回到多巴胺自然分泌的正常状态，去感知生活本来的幸福吗？

没有人因为戒断症状死去

通过吸烟，尼古丁源源不断地进入身体，会让我们的大脑和身体误以为体内有尼古丁是正常的。一旦没有尼古丁，我们会感到非常痛苦，这就是"戒断症状"（也称为脱瘾症状）。

一说到戒断症状，大家可能会觉得非常难受。不过，虽然多少有些痛苦，但是不至于让人有生命危险，戒断症状也不会永远持续下去。其实它只不过是我们初次进入鬼屋的那种不安和恐惧而已，当我们了解鬼屋容易出现鬼影的地点和时间后，对于鬼屋的恐惧就会缓解。戒断症状也是如此，我们了解它发生的时间和表现非常重要。

戒断症状一般会在戒烟后 2 ～ 12 小时内出现，第 2 天、第 3 天直到 1 周左右的时候表现最严重。其实经过两三天，尼古丁就可以完全从体内清除，之后身体会逐渐恢复健康。

日本医药公司辉瑞制药于 2014 年对日本全国 47 个都道府县共 9400 名烟民（每都道府县各 200 人）进行的调查显示，挑战戒烟的人中，很多人（约 50.5%）不满一周便会放弃戒烟。显然，戒烟者没有熬过戒断症状最严重的时候。我想这是因为戒烟者不知道如此痛苦的症状何时结束，感觉看不到希望。反过来说，一旦他们看到戒断症状有结束的希望，相信很多人会把戒烟继续下去。

尼古丁其实就是这样引起戒断症状的，当然也是这样阻止你戒烟的。

- 强烈想要吸烟 　　　　2 周（70%）
- 注意力无法集中 　　　2 周（60%）
- 不安、烦躁，静不下心 4 周（60%）
- 昏昏欲睡 　　　　　　4 周（60%）
- 感到不安 　　　　　　4 周（50%）
- 易怒 　　　　　　　　4 周（50%）
- 压抑、抑郁 　　　　　4 周（30%~60%）
- 失眠 　　　　　　　　1 周（25%）
- 便秘 　　　　　　　　4 周（17%）

戒断症状一定能克服，没有哪个人因为戒断症状死去，也没有哪个人的戒断症状会永远持续下去。

最难受的时候是戒烟后 3 天内，不过这种难受会一天一天减弱，大概 1 周、最长 4 周的时间便会消失，不会永远持续。

如果你对尼古丁的依赖只是身体上的依赖，那么大概 2 周便可以战胜它。但我不建议大家靠忍耐戒烟，因为如果这样做，两周以后，心理依赖和习惯依赖所产生的戒断症状还会持续出现。

即使过了很多年，吸烟者对于吸烟的那种恋恋不舍的心态还会存在，我们要断绝对吸烟的依依不舍，做一个聪明的戒烟人。

这书能帮你戒烟

戒断症状仿佛是高烧消退后身体出的汗

"不应该出现戒断症状！"

"不允许有那种烦躁的感觉！"

如果你如此偏执，那么戒烟将无法进行。请舍弃你心中的偏执要求，以宽容的态度对待戒烟吧。这么想比较好："有戒断症状，也无所谓""烦躁不安，也没关系"。

其实对抗戒断症状所做的努力，并不会白费。如果你轻轻松松就把烟戒掉了，以后再面对"要不要抽一支"的诱惑时，你会错误地认为戒烟不过是件容易事儿而开始吸烟。

只有亲身体验了戒断症状的难受，并形成深刻的记忆，将来才会毅然决然地和吸烟说再见。

如果还是无法接受戒断症状，你不妨这样去理解。患流行感冒时，一般会发高烧，烧退后身体会大量出汗，可以说流汗是身体开始康复的一种征兆。同样在戒烟过程中出现的戒断症状，可以说是将尼古丁这样的毒物从体内排出，身体逐渐从依赖症中解脱出来的征兆。退烧时出的汗可能会让人感觉特别不舒服，但我想没有人会想办法阻止流汗。所以在戒烟过程中，出现戒断症状这样的"汗"也是非常有必要的。

换言之，戒断症状其实是身体变得健康的一个信号，没有必要害怕，你大可去安心地享受健康的快乐。

另外，也没必要非得要求不能出现烦躁不安的情况，因为我们是人，总有烦躁不安的时候，戒烟过程中出现不安是很正常的。

"烦躁不安也没关系"，请你一定这么想，然后暂时把工作放在一边，容许短暂性的烦躁吧。

身体依赖，用药物治疗法解决

对于身体依赖，我最为推荐的方法是，使用辅助性戒烟药物的药物治疗法。药物治疗法中，有尼古丁贴剂、尼古丁糖、尼古丁饮品等辅助性药物。

特别是对于 FTND 检验量表测试结果为依赖度高的人，我强烈推荐使用辅助性药物。另外，在以往的戒烟过程中出现过强烈戒断症状的人，药物治疗法也是适用的。

在药店自行购买尼古丁贴剂或尼古丁糖，或者在医生的指导下使用医院的尼古丁贴剂或服用内服药物都可以。辅助性戒烟药物，可以让戒烟过程中出现的"烦躁不安""想要吸烟"的戒断症状减轻，从而让戒烟变得更加容易。使用辅助性戒烟药物，可以使戒烟成功率提高 2~3 倍。

首先去戒烟门诊看看

戒烟门诊是什么地方呢？用一句话说，是将吸烟习惯界定为一种叫尼古丁依赖症的病，采取药物疗法和心理疗法加以治疗的医疗门诊。

在戒烟门诊，可以使用药物疗法减轻戒断症状，也可以进行与戒烟相关的咨询。比起自己一个人戒烟，在戒烟门诊里有医生和护士作为陪跑者与你并肩作战，戒烟成功率会提高很多。

目前，在日本戒烟治疗可以使用医疗保险报销，但需要满足以下条件：

●打算立即开始戒烟；

● TDS（Tobacco Dependence Screener：烟草依赖）检查诊断为尼古丁依赖症（TDS 5 分以上）；

●布林克曼指数（1 天内吸烟的支数 × 吸烟的年限）在 200 以上（从 2016 年 4 月起，不满 35 岁的烟民，不满足此条件也可以使用医保）；

●签署同意接受戒烟治疗的书面文件。

如果不满足报销条件，也可以自费诊疗（自己负担全部诊疗费用）。*

TDS 是对尼古丁依赖症患者的筛选测试，与问卷调查类似，一共设有 10 个问题，根据回答情况计分。得分在 5 分以上，即被诊断为尼古丁依赖症患者。

但是，并不是所有诊所和医院都可以进行戒烟诊疗，因为可以使用医保报销的戒烟门诊，首先需要认证，必须满足一定的条件，才可以开放戒烟门诊。去医院之前请务必在官网上查询清楚。

辅助性药物可以使用尼古丁贴剂或内服药。

---

* 此为日本国家要求，具体情况依不同国家规定而定，请到当地医院咨询。

另外，戒烟门诊还提供针对戒烟习惯的个人咨询服务。

具体是怎么做的呢？首先，在首次问诊时，医生会询问你吸烟的基本情况，进行 TDS、FTND 等尼古丁依赖测试，并检测呼出气体中的一氧化碳浓度。接着，医生和护士会参考检测结果给出戒烟建议和指导，并说明辅助性戒烟药物的使用方法。然后，确定开始戒烟的时间，并在戒烟承诺书上签字。最后，预约下一次门诊时间，以及取药，第一次初诊即结束了。

关于诊疗费用，由于诊疗期为 3 个月，按医保可报销 30% 计算，如果使用尼古丁贴剂的话，大约 13 000 日元（约 770 元人民币），如果服用内服药，大约 20 000 日元（约 1180 元人民币）。就算是费用较高的内服药，平均每天也就 230 日元（约 13.6 元人民币），比每天抽一盒香烟的费用要低。诊疗对身体健康有利，而且比买烟的花费还少，怎么想都是值得的。

辅助性药物、医生的建议和指导，加上愿意支持你的人，戒烟成功的所有要素已经具备。

那么，请务必到戒烟门诊试试。

我始终记得曾经在戒烟门诊里发生的一件事儿。

有个人戒烟失败了很多次，这次他终于鼓起勇气来到戒烟门诊。但是在戒烟门诊的诊疗也不是特别顺利，偶尔一天会抽个两三支烟，戒烟之路可以说乌云密布、困难重重。

我跟我的同事说他这样下去肯定没办法戒掉的，他自己也说："医生，我吸烟了。"不过他还是坚持来门诊，我和我的同事们也坚持努力地为他治疗。

终于到了门诊诊疗的最后一次，他告诉我们"这个月我一支烟也没抽"，并宣告戒烟成功，还说"正是因为有医生和护士的不断鼓励和支持，我才能顺利戒烟"，那一刻，我看到护士的眼中饱含着泪水，自己也感到无比自豪，觉得坚持开办戒烟门诊是一件非常好的事情。

　　在戒烟门诊戒烟的好处不在于使用戒烟药物，最大的好处在于有医生和护士支持你、鼓励你、帮助你。

可以在药店购买尼古丁贴剂和尼古丁糖

　　尼古丁贴剂也可以在药店买到，属于 OTC 药品，但是在日本，药店售卖的尼古丁贴剂内含的尼古丁剂量较小。医院用的尼古丁贴剂分大、中、小型三种，药店售卖的只有中、小型两种。贴剂的大小型号不同，内含尼古丁的剂量也有差异。如果一天的吸烟量在 10 支以上的话，戒烟门诊的尼古丁贴剂就比较适用。

　　药店售卖的 OTC 尼古丁贴剂，适合每日吸烟量不大的人，以及尼古丁依赖度低或一般的人，还有那些平日较忙无法按时来戒烟门诊的人。如果你选择不来戒烟门诊，请务必熟读本书，因为掌握戒烟所必需的知识也是非常重要的。

　　含有尼古丁的药物，除了尼古丁贴剂，还有尼古丁糖。想吸烟时，慢慢地嚼一颗尼古丁糖，1 次 1 颗，口腔黏膜会吸收尼古丁糖中含有的尼古丁，以此抑制戒断症状。

　　尼古丁糖入口后，并不是一直咀嚼，大约嚼 15 下后要用牙齿轻轻咬住，这点很重要。如果不停地咀嚼，尼古丁会进入胃里，引起胃部不适。你可以想象它不是糖，而是一种口腔用贴剂。

现在日本有两家公司在销售尼古丁糖，有各种口味，比如薄荷味、水果味等。一颗 70 ～ 90 日元（4 ～ 5.5 元人民币），刚开始戒烟的时候一天需要吃 4 ～ 12 颗，慢慢地每天的用量减少，直到一颗都不用吃的时候，戒烟就成功了。

不想使用药物的人，可以用多巴胺和血清素戒烟法

多巴胺和血清素戒烟法，我特别推荐给那些没有时间去戒烟门诊的人、不想花费太多钱的人以及不想使用药物治疗的人，甚至所有想要戒烟的人都适用此方法。在以前的戒烟书籍中很少涉及这方面的内容，请你一定仔细阅读。

多巴胺是尼古丁进入大脑后，最先分泌出来的脑内物质，并给人带来对快感的期待。

虽然巧妙利用大脑奖赏回路能激发人体活力，但是如果尼古丁的刺激使得多巴胺过量分泌，就会转入大脑奖赏回路的阴暗面，形成尼古丁依赖症。

血清素和多巴胺一样也是脑内物质之一。《消除压力，从大脑开始》（有田秀穗著）一书中是这么描述血清素的作用的："使人冷静觉醒，使人保持平常心，使交感神经适度兴奋，可减轻痛苦，使人保持良好的姿态。"如果精神压力长期无法缓解的话，5-

羟色胺能神经会变得衰弱，成为抑郁症和恐慌症的病因之一。

多巴胺和血清素紧密相连，多巴胺分泌后会使大脑兴奋，而血清素紧随其后分泌，可以让人冷静，防止多巴胺暴走。两者仿佛是调节情绪的加速器和刹车装置。尼古丁依赖症引起多巴胺暴走，而血清素又会拼命地踩刹车控制暴走状态。

所以，戒烟后，不仅多巴胺难以分泌，血清素也很难分泌了。有人戒烟后会得抑郁症，原因之一就是血清素不足。

多巴胺和血清素疗法是指让多巴胺以正常的姿态出现，也让血清素正常发挥作用，从而达到大脑健康的一种戒烟方法。

想办法让多巴胺分泌正常

怎样才能让多巴胺分泌正常呢？

首先，了解多巴胺分泌的时机非常重要。

做开心的事情时、设定目标时、达到目的时、被人表扬时、采取新的行动时、品尝美食时、收到钱财时、运动时、变得活力满满时、有好奇心时、恋爱时、性爱兴奋时、玩游戏成功过关时……多巴胺都会自然分泌出来。

不过，因为我们是要治疗尼古丁依赖症，所以一定要避免采用那些可能造成依赖的多巴胺刺激方法。性爱和游戏本身可能会引起性爱上瘾或游戏上瘾，所以这样的方法我一般不做推荐。

多巴胺本身的作用是让生活变得越来越好，但是我们也不要忘了它也是依赖症产生的原因。

我推荐的办法有运动、他人的表扬、设定目标、达到目的、品尝美食（注意不要暴饮暴食）等，详细内容下文将一一介绍。

坚持运动，戒烟效果会变好

促进多巴胺分泌的首选方法是运动。

运动对大脑的诸多好处，在很多研究中都被证实，所以最近在我的戒烟门诊诊疗中，我会让病人务必把运动与戒烟结合起来。

以前我们也总说，运动非常有利于戒烟。戒烟可能会导致大吃大喝从而引起身体发胖，由于担心自己身材变形，很多女性朋友会停止戒烟，而运动可以避免体重增加。

随着近几年脑科学的发展，我们也了解到，运动对于戒烟有更加直接的效果。具体来说，有四大效果。

第一个效果，运动时大脑会自然分泌多巴胺。除多巴胺以外，血清素和去甲肾上腺素等很多大脑物质也会分泌出来，这些物质不是因为尼古丁的刺激而非正常分泌出来的，而是在运动时很自然地分泌出来，所以更深层次的幸福感会慢慢地扩散至全身。

第二个效果，运动可以激活大脑的前额皮质。根据脑科专家久保田竞先生（日本京都大学名誉教授）的研究表明，即便是时速仅 9 千米的慢跑，大脑的前额皮质也会变得活力满满。前额皮质是控制人体的中枢神经，运动可以激活前额皮质，从而可以很好地控制你想要吸烟的欲望。

《运动改造大脑》（约翰 · 瑞迪、埃里克 · 哈格曼著）一书中介绍了一项研究结果——通过运动来控制想吸烟的强烈欲望可长达 50 分钟，从而减少吸烟的数量。特别是激烈运动，只需要运动 5 分钟便可以达到效果。另外，运动对于戒断症状引起的注意力不集中也有改善效果。

第三个效果，运动可以改善抑郁情绪。运动可以让抑郁症患者的抑郁情绪有所缓解，这一观点也得到了广泛的认可，运动的效果可以媲美抗抑郁药物。抑郁症是使人放弃戒烟的一大原因，所以通过运动来改善抑郁和不安情绪，可以提高戒烟的成功率。

第四个效果，运动可以让人产生一种能掌控自己的自信。这种自信可以正面传递到生活的方方面面。

运动不仅有利于身体健康，还有利于心理健康。

运动，可以给人带来身心上的幸福感，可以缓解想吸烟的心情，可以改善抑郁情绪，可以让人重获自信，还可以避免体重增加……好处多多，我们没有理由不去尝试啊。

戒掉吸烟的坏习惯，并以此为契机养成运动的好习惯，我们的身体和心情将会变得更加健康。

不需要剧烈跑步，缓步慢跑也非常有效果，走路也可以。不然，先在你家附近走 5 分钟试试，习惯之后，再运动 10 分钟、30 分钟。

别人和自己的赞赏，可以促进多巴胺分泌

对大脑来说，来自别人的赞赏是最好的鼓励。

2008 年，日本自然科学研究机构生理学研究所教授定藤

规弘率领的研究小组，利用功能性磁共振成像技术（FMRI：functional magnetic resonance imaging），对赞赏与多巴胺的关系进行了研究。研究结果显示，一个人受到赞赏后，与多巴胺分泌密切相关的"纹状体"（包括伏隔核在内的区域）的活动会变得活跃，简单地说，当一个人受到赞赏时，大脑奖赏回路会变得活跃。

如果家人或朋友支持你戒烟，请拜托他们在戒烟的过程中给予你更多的鼓励和表扬。

如果有一起戒烟的伙伴，你们之间的互相鼓励和表扬也非常重要，因为人都有"回报心理"，一旦你赞赏别人，那么你得到别人赞扬的可能性也会增加。

如果没有支持你的人，也没有一起戒烟的伙伴，那么你可以尝试自己表扬自己在戒烟过程中的努力和进步。得到了表扬，大脑内的多巴胺会自然分泌出来，慢慢地你会越来越有干劲和活力。

不要轻视戒烟的艰难，也不要对过去戒烟的失败耿耿于怀，要对多次尝试并不断努力的自己给予表扬。同样地，一个月之后如果你还是很想吸烟，也不要灰心，要对自己在戒烟过程中所付出的努力进行表扬。

要对以前坚持戒烟的自己充满信心，"我现在还在坚持，我是很棒的"，要给予自己这样的表扬。

由于有他人的表扬和自己给予自己的鼓励，你会信心高涨，从而戒烟也就能顺利地坚持下去。

小技巧，大效果！——
"小步法则""戒烟记录表""存款"

　　一个人要改变自己的行为习惯，从心理学的角度讲，"小步法则"特别重要。不要一开始就树立一个特别远大的目标，而要靠实现一个又一个相对容易的小目标，来不断增加自己的自信和成就感，进而激发自己挑战大目标的欲望，从而改变自己的行动。从脑科学的角度看，小步法也可以有效刺激多巴胺的分泌。

　　具体怎么做呢？首先，你自己想象一下戒烟成功之后的美好生活。然后，按照"先3天，再3周，最后坚持3个月"的递进方式，设定几个小目标。这样通过不断完成一个个小目标，你的大脑会定期分泌多巴胺，使你戒烟的情绪高涨起来。

　　当你达到一个小目标时，你可以奖励自己一下，比如吃一顿好吃的，这种激励也会刺激多巴胺的分泌。

　　每当你完成一个小目标，脑内多巴胺会刺激大脑，从而激发你继续戒烟的斗志。

　　"戒烟记录表"也可以帮助你戒烟。

　　小时候放暑假，很多人每天早上会做广播体操。那会儿我每天坚持，并且很开心，因为在做完早操后，我的早操记录卡上会盖一个小印章，所以我印象特别深刻。这个小小的印章，成了我每天坚持的理由。

　　其实戒烟也可以使用同样的方法。

　　你可以做一张"戒烟记录表"。如果一整天没有抽烟，你可以在记录表上盖一个小印章或者贴一张小贴纸。虽然看起来是很小的事情，却能促进多巴胺的分泌，进而让你拥有继续戒烟的动力。

同样的，"存款"的办法，对于促进多巴胺分泌也是很有效果的。如果一整天没有吸烟，你可以把原本花费在香烟上的钱存起来，每天 500 日元（约 30 元人民币），一年下来，大约可以存 18 万日元（约 11 000 元人民币）。这么一大笔钱，光是想想怎么花就能让人激动不已吧。如果戒烟成功，可以用这些钱买一个你喜欢的东西犒劳自己。

血清素不足会引发戒烟抑郁症

介绍了这么多刺激多巴胺分泌的方法。接下来，我将围绕血清素进行说明。

在尼古丁戒断症状中，有一个比较意外的症状，叫"抑郁"，俗称"戒烟抑郁症"。

尼古丁刺激大脑后，血清素也会分泌出来，只是比多巴胺大量分泌稍微晚一点。但是如果平常不断地刺激大脑使血清素非正常分泌，那么就会导致血清素不足而难以分泌。抑郁症就是因为血清素分泌减少而造成的。戒烟抑郁的原因，也跟抑郁症一样，是由于血清素不足或者分泌困难所导致的。

相比抑郁症，戒烟抑郁虽然在戒烟后的 1 周内非常难受，但幸运的是，它的症状会慢慢减轻。最长 4 周左右，抑郁症状就消失了，所以不用担心。

但如果戒烟抑郁的症状持续得不到改善，就有可能发展成真正的抑郁症，所以我建议大家到专业的医院进行诊疗。如果是在戒烟门诊戒烟的烟民出现了抑郁症状，我建议立即联系你的戒烟医生。

如果是真正的抑郁症，该怎么办呢？

其实很多研究调查表明，抑郁症患者中很多是烟民。至于到底是吸烟引起了抑郁，还是因为抑郁而吸烟，各有争论。

肯定有人会说，尼古丁不是可以刺激血清素分泌吗？那么对于抑郁症患者来说吸烟是好事儿啊。实际上，一些人确实是因为觉得可以缓解抑郁情绪而吸烟的。

为了缓解眼前的抑郁情绪而吸烟并不是正确的选择。因为一旦如此继续下去，今后如果不吸烟，血清素就难以分泌，会产生血清素不足的症状，由此抑郁症反而变得更加严重了。反过来讲，选择戒烟，虽然短期内会出现戒烟抑郁，但是从长期来看，抑郁症得到改善的情况很多。

这里请大家务必注意一点，眼前的这种抑郁症状，可能只是尼古丁戒断症状所引起的戒烟抑郁而已。也就是说，吸烟引起戒断症状，戒断症状又有可能引起抑郁，戒烟后抑郁症状可以消除，仅此而已，所以还是戒烟吧！

让血清素自然分泌的两大方法

若想轻轻松松地戒烟，就要想办法使血清素的分泌变得正常，不发生分泌不足的情况。怎么做比较好呢？

让血清素正常分泌，有两个方法。

第一，晒日光浴，特别是早晨的日光浴。5- 羟色胺能神经有一个特性，在阳光下其活动会变得活跃，阳光进入人的眼睛后能激活 5- 羟色胺能神经。

精神科医生桦泽紫苑在《巧用大脑事半功倍，提升工作精度和速度的脑科学》（日本文馨社出版）一书中建议"打开窗帘睡觉"。如果担心会招来危险，可以使用薄薄的窗帘。早上起来打开窗帘，睁开眼睛静躺 5 分钟，让阳光进入我们的眼睛，可以刺激血清素的分泌。

第二，规律运动。每分钟做 120 下的规律运动即可。简单来讲，差不多就是边喊着"一二一，一二一"，边动起来的那种简单规律运动，比如快走、慢跑、健美操、敲鼓、拍手甚至嚼口香糖都可以。东邦大学有田秀穗先生，他根据研究发现，只需要规律运动 5 分钟，便可以有效果，通常运动 20 ～ 30 分钟，效果可以达到最佳。运动的效果，一般要在 3 个月之后才明确显现出来，所以从戒烟前 3 个月开始运动是最为理想的。

咀嚼食物也是规律运动，也有效果。吃饭时细嚼慢咽，尤其是晨起慢慢地吃一顿早餐等，对于戒烟来说也很重要。

用腹部呼吸也是规律运动的一种，有田秀穗认为，腹部呼吸中的腹肌呼吸对于血清素的分泌有良好的促进作用。他在《消除压力，从大脑开始》一书中这么写道："首先要腹部空空，先呼出气体，直到腹部再无气体可呼出的时候，再自然吸气。"希望在戒烟过程中，能将腹部呼吸和腹肌呼吸结合起来。

可以让戒烟成功的生活习惯

血清素的分泌主要集中在中午之前，所以"沐浴着清晨的日光来一段有规律的慢跑或散步"会产生双重效果。

之后，慢慢地吃一顿丰盛的早餐，血清素可以得到三重促进。

晚上不熬夜，早早睡下，使褪黑激素得到充分释放，也非常重要。

如果熬夜，你会不经意地想抽烟，为了不抽烟，请一定要坚持早睡。早睡早起，然后在清晨的日光中坚持散步、跑步，是非常好的。难道你不想开始这样的美好生活吗？每天坚持 5 分钟也可以，等习惯后再增加到 15 分钟。

血清素正常分泌，不仅有利于身体健康，对于戒烟也非常重要。

摄入丰富的色氨酸——血清素的原料

血清素，来自于氨基酸中的一种叫作色氨酸的物质。色氨酸被称为人体必需的氨基酸，不能在体内合成，需要从食物中摄取。

强调一下，血清素减少是导致抑郁症的一个原因。实际上很多研究表明，富含色氨酸的食物有助于缓解抑郁症的症状。

静冈县立大学名誉教授横越英彦先生的研究显示，当老鼠喝下色氨酸 30 分钟后，血液和大脑中的色氨酸浓度会变高。同时血清素的含量也在 30 分钟之后上升，并可持续到 1 小时以后。

另外，国外的相关研究还表明，如果色氨酸不足，人会倾向于选择眼前即可得到的东西，而不是自己真正需要的且以后才能得到的东西（来自于《大脑中的经济学》，大竹文雄、田中沙织、佐仓统著）。

有研究报告显示，色氨酸的有效补充和高碳水化合物的摄入，可以减轻尼古丁戒断症状所引起的不安等。

虽然我不敢断言色氨酸摄入量的多少是否影响到戒烟的成败，但是，多摄取色氨酸有其重要的价值。

大豆制品、乳制品、坚果、蛋类、香蕉、肉类、鱼类等食物中富含色氨酸。如果我们正常膳食，色氨酸的摄入量应该是正常的。但是对于减肥的人和偏食的人来说，可能存在摄入不足的情况，请大家日常稍加注意。

还有一点需要大家注意。其实任何营养品都一样，如果人体已经足量摄取，没必要再刻意补充，过量补充不仅毫无意义，反而对身体有危害，从这个角度来讲，我不建议大家过于依赖色氨酸。在美国，补给类色氨酸被当作一种天然的催眠剂，非常受欢迎。但也有人指出，如果长期服用反而会给肝脏带来不好的影响。另外如果过量服用或者与抗抑郁药一起服用的话，还可能影响神经系统，引发血清素综合征等副作用，所以建议不要刻意补充，在正常饮食中注意摄取就足够了。

在色氨酸合成血清素的过程中，必须有维生素 B_6。牛、猪、鸡的肝脏，鱼类精肉，开心果、芝麻、花生等坚果，香蕉和大蒜等食物中，维生素 B_6 的含量较为丰富。

为了成功戒烟，从现在开始，保持富含色氨酸和维生素 B_6 的均衡膳食吧。

从"多巴胺解压法"到"5-羟色胺·催产素解压法"

你是怎样缓解压力的？我想每个人都有自己的解压法，比如很多人会喝酒、吃烧烤、打游戏、上网或者抽烟。

实际上，这些办法对缓解压力来说，效果都不明显。《自控力》（凯利·麦格尼格尔著）一书中对比也有过介绍。美国心理学会列举了几项解压效果最差的办法，其中就有赌博、抽烟、喝酒、吃烧烤、打游戏、上网、看 2 小时以上电视或电影等。

以前当你有压力的时候，也会抽烟吧。在戒烟过程中，为了避免用吸烟减压，找到真正可以解压的方法就变得非常重要。

到底什么方法缓解压力最好呢？美国心理学会推荐的最有效的减压办法是：运动、训练、读书、听音乐、与家人和朋友相聚、按摩、外出散步、冥想、做瑜伽、享受创作的时光等。

刺激多巴胺异常分泌的行为，实际上对缓解压力的效果非常小，这样的行为本身反而非常容易形成依赖，我把这些行为称为多巴胺解压法。

而真正可以缓解压力的行为，是能促进"快乐荷尔蒙"血清素、抑制大脑兴奋的Y-氨基丁酸（GABA）、被称为爱情荷尔蒙的催产素等物质分泌，并能制造愉悦情绪的行为。这样的行为被称为 5-羟色胺·催产素解压法。美国心理学会推荐的减压法与这个方法有异曲同工之妙。

很多研究也表明，催产素对缓解压力、抑制尼古丁戒断症状所带来的不良情绪等非常有效。

多巴胺解压法中，大脑的奖赏回路是运转的，它能给人带来简单易懂的兴奋感。但是 5-羟色胺·催产素解压法是安静的、不为人所感知的，可能也正是因为这样，很多人对其不大理解吧。

但是多巴胺解压法的那些行为，很容易让人产生依赖，也可能根本无法帮你缓解压力。为了真实有效地缓解压力，还是多采用 5-羟色胺·催产素解压法吧。

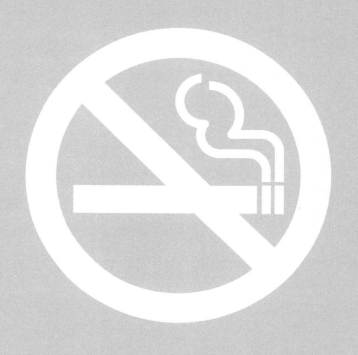

第四章

这样做，可以摆脱习惯依赖

戒烟过程中如果想吸烟，该怎么办

这一章，我将介绍如何从习惯依赖的魔爪中成功解脱。

习惯依赖指的是在同样的地点、同样的时间，以及和某个人在一起的时候，或者手拿物品不说话的时候，必须吸烟，如果不吸烟人会感觉难受。

你有没有这样的情况？

比如晨起抽一支、饭后抽一支，已经形成了在无意识中点燃香烟的习惯。

在戒烟诊疗中，一般会把吸烟行为当作烟民的一种习惯，采取的诊疗措施叫"行动疗法"，具体来说就是如何将这种吸烟的习惯变成不吸烟的习惯，或者用其他习惯来替代吸烟的习惯。

这是戒烟治疗中最早采用的一种戒烟方法。最近行动疗法往往和认知疗法结合使用，被称为认知行动疗法。为了便于理解，针对心理依赖的认知疗法，在后面我将做单独介绍。

如果难以抗拒"想吸烟的难受心情"（也可以说是吸烟的渴望），那么戒烟就会失败。

不过，我要再强调一下，对于想吸烟的心情，如果单靠一直忍耐，戒烟也是无法成功的。请务必仔细阅读本书，并找到符合自己的戒烟方法。

在这一章里，我主要介绍对于"想吸烟的时候"的应对方法，对于坚持戒烟也非常重要。

坚持"双重考虑"，提高戒烟成功率

自我启发类书籍和商务类书籍中，经常会写到，为了获得成功，可以把自己的梦想可视化。真的是这样吗？

在《59秒》（理查德·怀斯曼著）一书中，介绍了这样有趣的研究结果：

"以前做自我启发，业界常用的方法是，鼓励人们想象在职场晋升后的自己、减肥后苗条的自己、戒烟成功的自己、与理想的对象约会进展顺利的自己。但有调查结果显示，非常遗憾，这个方法不但没有效果，如果做得不好还会有害处。"

对于其具体原因，书中是这么写的："因为只一心想着优秀、美好的人生，对于途中可能存在的挫折没有做好准备。"

描绘美好的未来也不行……那么到底怎么做才好呢？

在书中，理查德·怀斯曼写道，其中的一个方法就是"想象达到目标时积极的一面"。

"这和描绘完美的自己不同，是客观地想象达到目标时，自己的人生会发生什么样的变化。"

戒烟也同样如此。

请大家想一想，戒烟会给自己和周围的人带来哪些益处，并把这些益处写出来。写的时候，请大家参考第一章的相关内容。

另外，还有可以提高戒烟成功率的方法。

心理学教授加布里埃尔·厄廷根（Gabriele Oettingen）曾研究过双重思考。双重思考是在乔治·奥威尔（Gabriele

Orwell）的小说《一九八四》中出现的概念，书中这么描述双重思考："自己心中会有两个完全相反的想法存在，并且两个想法都可以接受。"

再结合理查德·怀斯曼在《59 秒》一书中的观点，可以看到在加布里埃尔·厄廷根的研究中，得出了这样的结果——"巧妙平衡成功的好处和通往成功之路的困难"非常重要。不仅要积极正面地去面对目标，也要对前进路上可能碰到的困难和障碍有心理准备。

光梦想着戒烟成功后的自己是不行的，要把戒烟所带来的益处写出来，同时也要对戒烟过程中可能出现的戒断症状和想吸烟的难受心情有所准备，并想好怎么面对，这才是最重要的。

当然了，做好万全准备，选择聪明戒烟非常重要。为此，请仔细阅读本书第四章，这一章会详细介绍戒烟过程中的各种困难和应对之策。

用"记录戒烟"锻炼你的预测能力

预测未来可能发生的危险状况的能力，对于戒烟来说是很必要的能力之一。

换句话说，就是能预测自己可能在什么环境和什么情况下想要吸烟。要锻炼这种能力，首先要做的是"记录"。

我记得以前非常流行"记录减肥"。记录，就是录音、录像、记载的意思。在减肥过程中做记录是非常有道理的方法。具体来说，就是"将自己每顿饭所吃的每种食物的卡路里记录下来，以此计算自己1天之内摄入的卡路里总量"。这样的记录方法对于戒烟来说也非常有用。

我将这种方法命名为"记录戒烟"。

可能有人会觉得太麻烦，但是这样做真的很有必要，我希望每一个想要戒烟的人都做好记录。

如果真的打算戒烟，建议不要立即开始，先花2周的时间，记录下自己的吸烟状况。通过2周的记录，你可以找到自己吸烟的规律，并从中发现未来戒烟过程中可能会出现的危险状况。

如果你已经知道有哪些危险，那么就可以有准备地去避开这些危险。所谓"君子不立于危墙之下"，这是自古就有的道理。

但是也可能会出现难以避免的突发状况。所以预测这些潜在风险的能力就变得非常重要，比如聚会时有人劝烟，怎么办？

面对"就抽一根烟"的诱惑，你可能会难以拒绝，这也是我在戒烟门诊中经常遇到的情况。

所以，不仅需要努力想办法戒烟，还需要预测戒烟过程中可能出现的危险，并考虑好怎么去面对，这样的思维训练很有必要。

首先要知道自己什么时候想吸烟，然后想一想戒烟过程中可能会出现的危险状况，并预测自己对危险状况的应对能力，做好"戒烟记录"。

习惯是一种无意识的行为，无意识的行为往往不好控制，通过记录可以让无意识的行为可视化，然后从中了解自己想要吸烟的危险状况。

通过记录可以发现很多东西，了解自己非常重要，这可以作为消除习惯依赖的一个对策。

"记录戒烟"可以这样做

具体来说，分为两个步骤，不要想一下子就达到完美状态，先从第一步开始，第一步做好了，再做第二步。

第一步

想吸烟的时候，请务必在吸烟之前记录下时间，然后在晚上睡觉之前数一数自己这一天一共吸了多少支烟。

做记录的笔记本一定要随身携带，如果觉得带笔记本太麻烦，现在是移动智能时代，手机或其他移动设备都有备忘录功能，可以随时记录。或者给自己发一封电子邮件，手机会自动记录下时间，非常方便。

第二步

经过 1 周的坚持，第一步的记录已经形成自然的习惯后，可以进行第二步了。那就是记录下吸烟的具体情况，如吸烟的地点、心情、和谁一起等。

吸烟的地点，比如车里、家里、朋友家、公园、学校、工作场合、超市、商场、酒馆、可吸烟的酒店、专门供吸烟的地方等。

吸烟的心情，比如生气的时候、无聊的时候、高兴的时候、不安的时候、放松的时候、伤心的时候、有压力的时候等。

和谁一起，比如与同事一起、与家人一起、与朋友一起，或者自己一个人等。

通过上述这样的详细记录，你可以很快找到自己的危险时刻。

这些危险时刻，可以避免的，要尽量避免。

不能避免的，怎么办才好呢？不用过度担心。因为只要你知道了哪些时刻是危险的，你就能想到应对这些危险时刻的方法。

我都这么解释了，你还觉得做记录是件麻烦的事情吗？

实际上，觉得麻烦是件好事儿。因为如果你觉得吸烟必须要做记录太麻烦的话，你会自然而然地减少吸烟量。另外还可以训练你养成除戒烟以外的其他好习惯，比如做记录、发邮件等。

首先，我们买一些可以随身携带的便笺纸吧。打算用手机或便携式移动终端记录的朋友，可以先尝试着给自己发一封邮件。

你想不想迈出戒烟的第一步呢？

一定要避免吸烟诱惑

下面的内容，是以"已经做了戒烟记录"为前提的。

还没有开始做吸烟记录的朋友，请跳到第五章，先一边"记录戒烟"，一边读第五章的内容。想尽快戒烟的朋友，可能觉得这样做太慢，但记录吸烟的状况，真的是戒烟前的重要准备。因为这说明你已经下定了决心并做好了想要戒烟的准备。

"trigger"，从字面意思上直译，是枪的"扳机"的意思，用在戒烟上，可以表示吸烟的诱惑。

我又要啰唆了，无意识的习惯性行为，近乎占了一个人所有行为的一半。吸烟也大多是人的无意识行为，而且恐怖的是，吸烟的诱惑在生活中无处不在，犹如地雷一般，一旦碰到这些吸烟的诱惑，人的身体就像自动机器人一样开始行动，有时甚至连自己都没有注意到自己在吸烟。

习惯的力量非常强大，戒烟初期最重要的事情，首先是避开这些吸烟的诱惑，然后才是想办法应对那些无法避免的吸烟的场合。

那么有没有什么办法，可以对抗这些强大的吸烟诱惑呢？有！虽然可能会引起不安，但是一定可以对抗吸烟的诱惑。

长时间远离这些吸烟的诱惑之后，即使是在不经意间碰到，也要继续选择不吸烟。就这样慢慢地养成了不再吸烟的新习惯，原本强大的习惯依赖也就慢慢地失去了威力。

实际上，即便是戒烟后半年甚至一年内，也有想吸烟的时候。虽然吸烟的欲望没有戒烟初期那么强烈，但是如果方法不得当，没准儿还会复吸。所以如果你知道怎样应对，就相当于为你今后从复吸的危险状况中全身而退加了一道保险。

即便你用戒烟药物轻松戒掉了烟，如果你不学会怎么应对这些危险状况的话，未来万一碰到，你会不知如何是好。

挑战戒烟的 2~3 个月内，其实就是训练你如何应对这些吸烟诱惑的时期。

已经在坚持记录吸烟状况的朋友，可能很清楚，吸烟的诱惑有很多很多，要完全应对所有的吸烟的诱惑，是很困难的。所以从开始戒烟的时候起，就要彻底远离这些吸烟诱惑，减少今后遇到的机会，这非常重要。

实际上也有人故意接近这些吸烟诱惑，以检测自己的意志力，很遗憾，基本上都以失败告终。所以拜托大家，不要去接近它，我已经重复说了很多次，面对尼古丁依赖，意志力这个东西是绝对不可靠的。

首先远离三大吸烟诱惑——喝咖啡时、饭后和吸烟的工具

那么我强烈建议大家远离的吸烟诱惑，有哪些呢？从专业人士的角度看，最强大的应该是三大诱惑，即喝咖啡时、饭后和吸烟的工具（香烟、打火机、烟灰缸等）。

如果你的吸烟记录里没有这三个吸烟诱惑，务必再仔细想一想，因为这三大诱惑实在是太常见了。然后重新做一下记录，便会发现这三个吸烟诱惑出现在了你的记录中。

关于这三大诱惑，我们要思考的是，这些吸烟诱惑和吸烟行为是如何联系在一起的，以及如何应对这些吸烟诱惑，也就是"避免和逃离"。

喝咖啡时

想一想你是不是经常边喝咖啡边抽烟？咖啡里含有咖啡因，在味觉上和香烟很是搭配，所以很容易就成了吸烟诱惑。一喝咖啡就想抽烟，特别是早晨的咖啡，诱惑你吸烟的威力最强大。

作为对策，可以改喝一段时间绿茶或红茶等。

油腻食品、可乐等也容易成为吸烟诱惑，建议尽量避免食用。

饭后

习惯在饭后抽烟的人非常多，即使吃饭的时候不抽烟，饭后也要在餐桌旁抽一根，要是碰到禁止吸烟的饭馆，还会想办法到饭馆外面去吸烟。

为什么饭后想吸烟呢？《吸烟的欲望消失得干干净净》（矶村毅著，PHP研究所出版）一书中提出了这样的说法：对于吸烟的人来说，仅有可口的食物，依然无法刺激身体分泌正能量的多巴胺，那么也就无法感受到美食所带来的满足感，饭后一支烟，可以刺激体内分泌更多的多巴胺，从而感受到食物的美味。无法感知到美食可口的味道，是非常可惜的事情啊。

吃饭和香烟，也就这样紧密地联系在了一起，而通常每天要吃三次饭，每一次都能成为吸烟的诱惑，这么看，饭后真是戒烟的一大难点。

怎么改掉这个习惯呢？有办法，吃完饭立即离开座位、吃完饭立即刷牙，或者吃完饭立即出去散步。

吸烟的工具

吸烟的人一看到香烟盒、卷烟器、打火机、烟灰缸等就想吸烟，这是再正常不过的事情了，吸烟的快感和吸烟的工具一般是紧密联系在一起的。吸烟相当于把尼古丁送到自己的大脑，所以吸烟的工具是三大吸烟诱惑中威力最强的一个。

所以，请你在戒烟开始之日扔掉香烟、打火机、烟灰缸。不要觉得可惜，要戒烟，必须有这样的决心！

第 58 代横纲千代富士（九重亲方）听取了先代贵之花的建议后，把自己价值几十万日元的登喜路（Dunhill）打火机扔进了隅田川，后来他成功戒烟了。戒烟后，他渐渐有了耐力，并一步步地获得胜利，最后成为了大众所熟知的伟大的横纲。

想办法让最强大的吸烟诱惑从我们的视线里消失吧。

你必须知道的"五大敌人"

除了上文所述的三大吸烟诱惑，诱惑我们吸烟的因素还有很多。

下面我将介绍很多人都会碰到的五大吸烟诱惑，即"酒局""吸烟的人""难受的心情和开心的心情""来一根的劝诱""社会环境"。我称它们为"五大敌人"。

三大吸烟诱惑和"五大敌人"，基本上涵盖了吸烟诱惑的绝大多数情况。

"五大敌人"之首——酒局

作为"五大敌人"之首的酒局，对于在戒烟门诊治疗的人来说，是一大难题。

迄今为止，有很多人在喝酒的时候不幸沦陷在从四面八方袭来的吸烟诱惑中。在戒烟门诊，我经常劝诫病人，一定要远离酒局。如果无法推脱必须参加，一定不要喝多，这些话我嘴皮子都说破了。即便如此，还是经常有人在酒局上喝得醉醺醺，从而无法拒绝别人劝烟而开始复吸。每每遇到这种情况，我都会觉得非常遗憾和可惜。

酒局可以说是吸烟诱惑的"集中营"。

首先，喝酒的酒馆本身就是吸烟的诱惑；第二，席间抽烟的人、烟草燃烧的味道和劝烟的人，都是吸烟的诱惑；第三，酒精本身也是吸烟的诱惑。在酒精的作用下，戒烟的想法很容易烟消云散，人会丧失理智的判断。

这些条件聚集在一起，就算抽烟不那么凶的人，也难以抵挡啊。

怎么应对呢？在阿部真弓的著作《戒烟医生告诉你7天戒掉烟（修订版）》中，有非常好的建议。那就是"不去、不喝、不坐"的"三不运动"。也就是说，不去喝酒的酒局，如果去了不喝酒，不坐在抽烟的人的旁边。

最理想的是，连续2个月推掉所有能推的酒局，至少2周不参加任何酒局。对于吸烟诱惑的"集中营"，没有什么办法比避

这书能帮你戒烟

开不去更有效了。

但肯定会有一些无法推脱的场合，比如工作聚餐等。这个时候，最理想的就是不喝酒，你可以开车去，然后以开车不能喝酒为由来拒绝，或者告诉大家医生建议你不要喝酒。

如果你迫不得已喝酒了，那么请记住一定不要坐在吸烟的人旁边，这是铁的原则，一定要坐在两个不吸烟的人的中间，让他们把你和香烟阻隔开。

另外请一定控制自己不要喝多，准备好乌龙茶、冰水等。喝酒后喝些茶或者冰水，可防止喝醉，一旦喝醉，人会失去理智的判断，很容易吸烟。在你喝醉之前，尽快回家。

如果你想抽烟，可以起身去洗手间，或者走到餐厅外面做深呼吸，再或者在酒席上告诉大家你戒烟了，这样一旦劝烟，你也有好的推脱理由。

总之戒烟开始后的2周内，千万不要参加酒局。2个月内，能拒绝的酒局尽量拒绝，把参加的次数降到最低。如果参加酒局，一定要意识到哪些时候有吸烟的危险，然后有意地加以防范。

在自己家里喝酒虽然比在外面安全，但是一旦喝多，也可能导致复吸，所以请不要喝醉，尽量和家人在一起，不要自己一个人喝酒。

警惕镜像神经元作怪，不要靠近别的吸烟者

习惯依赖的第二大敌人，是吸烟者。

如果总看到一个人在你旁边吸烟，你也会很想吸烟吧。戒烟期间，你的烟已经被扔掉，你手里应该是没有烟的，所以即使觉得很不好意思，没准儿你还会向别人要一根烟来抽。不知道是因为香烟涨价还是其他什么原因，现在找人讨根烟抽，不像以前那么容易了，甚至还会招来嫌弃的眼神，即便如此也要去找根烟来抽，这就是尼古丁依赖症的恐怖之处。

尽量不要和吸烟的人见面。

在可以自由吸烟的工作场合，戒烟的人会比较难受，在区分吸烟区和非吸烟区的工作场合，请尽量不要靠近吸烟区。

特别是戒烟最初的2周内，尽量避免和吸烟的人来往，要经常和不吸烟的人待在一起。如果你的家人也吸烟，由于和家人经常见面，所以最好拜托他们不要在你面前吸烟。当然要是家人能和你一起戒烟的话是最理想的，因为有人做伴更容易成功。

为什么我们看到吸烟的人，自己也会想吸烟呢？

这得益于脑科学的发展，我们由此知道了其中的原因，就是大脑内的镜像神经元在起作用。

镜像神经元是一种神经细胞，因为它的作用，当人们看到别人在做某种行为时，自己也想要跟着行动，它也被称为"模仿细胞"。当戒烟的人看到别人吸烟时，他的镜像神经元会活动起来，大脑会产生一种想要模仿别人吸烟的欲望，这导致很多人在戒烟

过程中开始复吸。

为了不被镜像神经元牵着鼻子走，在戒烟期间，不去吸烟者较多的场所、不看别人吸烟的样子，是非常重要的。

说一个另外的话题，在社会心理学上常举一个例子，是说小孩子在电视剧和电影中看到暴力和吸烟的场景后，会诱发其产生暴力倾向和吸烟行为。在这个过程中，镜像神经元是不是影响因素之一呢？

今后，在电视剧、电影、漫画等传播性载体中应减少吸烟的相关内容。在一个人的孩童时期，看到把吸烟美化的影像或照片等，长大后便会有吸烟的危险。迪士尼公司曾宣称在自己出品的儿童电影中，绝不会出现吸烟的场景，真希望日本的电影也向迪士尼学习。

为了不被镜像神经元所影响，短时间内尽量别和你的烟友们见面啦。

"感情"也与吸烟习惯有关

难受的心情是阻碍戒烟的一大难关。

具体来说，当一个人有不安、抑郁、愤怒、担心、失落等情绪时，应该会有吸烟的欲望。

虽然要控制自己不产生这些不好的情绪非常难，但是我们至少要了解这些情绪是吸烟的导火索。

可能大家会觉得意外，其实人们在高兴的时候、兴奋的时候，也会很想抽烟。

比如在同学会上，与阔别多年的好友相见，那是一件令人多么开心的事情！你想起大家曾经一起去的海边，想起大家曾经在夏日炎热的天气里一起抽的烟。抽烟本身也许并不快乐，但是因为有大海、有好友，你感受到了快乐和幸福。在你的记忆中，吸烟就和快乐的情绪联系在了一起。于是你会陷入一种错觉，觉得那种快乐是吸烟带来的，当你再见到曾经的小伙伴时，那种快乐的记忆会从你的脑海里涌现出来，从而成为诱发你吸烟的导火索。

快乐的时候、松了一口气的时候，精力充沛的时候、心情愉悦的时候，都很容易形成吸烟的习惯。

警惕那些"就一根"的诱惑

开始戒烟的 2 ~ 3 周内，尼古丁戒断症状开始缓解，慢慢地没那么难受了。

在这个时候，还有一件事必须要多加注意。那就是当你想吸烟的时候，想着"就一根，没事儿"，然后便又吸上了。

的确当你想吸烟时，抽上一根，那种难受的感觉会瞬间得到缓解。但是 1 小时后，那种想吸烟的感觉会变得更加强烈，就仿佛僵尸复活一般，忍耐着不吸第二根烟就变得越来越困难了。如果第二根烟没办法忍住不吸，那么接下来第三根、第四根……慢慢地吸烟的量恢复到戒烟前，也只是时间问题了。

戒烟开始后的 2 周内，虽然你还会有吸烟的欲望，但那种难受的心情应该已经缓解了很多。至少不像刚开始戒烟的时候那么难受了。

那么在这个时候，如果你抽上一根烟，会发生什么呢？对于大脑奖赏回路来说，当再次有尼古丁进入大脑时，就仿佛开关打开了，吸烟的欲望会卷土重来。想吸烟的念头好不容易没那么强烈了，这么一来，又回到以前被尼古丁控制的状态了，非常可惜啊。

所以尽管"就那么一根"，也绝对不要再吸。

如果你有吸烟的欲望，也一定不要用吸烟来解决，你要想到"抽了这根烟也解决不了问题，反而会更加想吸，更加让人难受"。

选择不复吸，是养成不吸烟的习惯的最快捷方法。

为了不被"就一根"的诱惑打败，要把想要戒烟的理性的自己与输给吸烟欲望的自己区分开来。你可以想象，你的头上有一个天使和一个恶魔，恶魔诱惑你吸烟，而天使指引你戒掉烟，当你想要吸烟的时候，就要想着怎么帮助天使取得胜利。

那么，我们来给诱惑你的"那支烟"取个名字吧。

比较有名的是，医生高桥裕子所呼吁的"来一根魔鬼"。其他的还有"尼古丁僵尸""尼古丁小恶魔""尼古丁大魔王"等很多不同的名字。我个人比较喜欢"尼古丁小恶魔"，如果说它是恶魔，感觉说得太过严重了，这支烟虽然恐怖但还是很容易就能打败的，所以叫它"小恶魔"更加贴切些。

当你觉得无法对抗"尼古丁小恶魔"的诱惑时，你可以说"我不要输给小恶魔"，以此给自己增加信心和力量。

这可以看成是对自己的客观认识，可以让你警惕自己想要吸烟的欲望，并有利于唤醒你想要戒烟的理性。

对自己的客观认识也被称作"元认知"。

为了不被"来一根"诱惑，对想要吸烟的自己有足够的元认知是非常重要的。

对便利店等"社会环境"抱有质疑

习惯依赖的第五大敌人，是社会环境。

虽然近年来社会在向戒烟的方向急剧转变，但是诸如酒吧等可以自由吸烟的场所还有很多。当你想要戒烟的时候，这些环境就成了很大的阻碍。

另外便利店可以销售香烟，因此香烟基本上在任何地方都可以买到。

以前我访问过泰国东北部的一家医院。众所周知，泰国对于香烟有害健康的警示非常强烈，对于喜欢收藏戒烟启发物品的人来说，能买到泰国的香烟绝对是件令人非常兴奋的事儿。于是我非常激动地冲进便利店，但是找遍了店里的每一个角落，也没能发现我想要的香烟。我对店员说你的店里肯定有香烟，店员这才打开了收银台后面的柜门，在那里我发现了自己想要的那种

这书能帮你戒烟

烟——带有强烈危害警示的香烟。

在泰国平时会把香烟放在消费者看不到的地方，比如藏在柜门后面。

回过头来看看日本是什么状况？现在自动贩卖机上不能销售香烟了，香烟的主要卖场从自动贩卖机转移到了便利店。

某些烟草公司也总会想办法把香烟放在消费者一眼就能看到的地方，所以你去便利店，会发现在收银台的后边总会放着一排排的香烟。

《理智消费的营销读写技巧》（谷村智康著）一书中推测，烟草公司付费拿下了收银台旁边的最好位置用于陈列香烟，这是他们的一大营销策略。

为了应对上述这种状况并大力推行戒烟，把香烟放在自动售货机上销售，而不是在实体店铺内面对面进行，并且像泰国一样把烟放在看不见的地方，是不是非常重要呢？香烟本身就是最大的吸烟诱惑，如果看到香烟就这么摆放在目所能及的地方，努力戒烟的人也会禁不住想要买一包吧。

对于正在尝试戒烟的人，我建议还是不要去那些被某些烟草公司布置了陷阱的便利店比较好。我在戒烟门诊也会劝导病人不要去便利店。

另外我发现电影中吸烟的镜头还是有很多。比如动画电影《起风了》里面就出现了过多的吸烟镜头，对此我感到特别震惊。

电影中的吸烟场景、实际存在的可吸烟的场所，以及允许吸烟的现实，这些都是戒烟过程中很大的障碍。

虽然存在无法躲避的现实，但远离能吸烟的场所以及令人想要吸烟的场合非常重要。比如允许吸烟的饭店、酒吧、咖啡店、游戏厅等。如果需要去这些地方，可以选择禁止吸烟的店，以此躲避吸烟的诱惑。

想吸烟的时候，首先避开"吸烟的诱惑"

上文对吸烟的各种诱惑进行了说明。从这一节开始，我终于要开始讲怎么应对吸烟的欲望了。

"君子不立于危墙之下"，这句话也适用于吸烟的人。有人为了检验自己的意志力故意去吸烟场所，这不是勇敢，而是莽撞。

为了不让自己产生吸烟的欲望，请"躲避"充满吸烟诱惑的场所，如果想吸烟了，请从吸烟诱惑中"逃离"出来。首先要躲避和逃离，这是铁的原则。

吸烟的人会因为接触曾经吸烟的场所、环境、感情、吸烟时遇到的人等因素而变得想要吸烟。对于我们可以预料的有吸烟诱惑的场合，可以选择躲避，但是也有很多猝不及防的时候，不管怎么样，选择逃离和躲避是非常重要的。逃离了那个场合，就相当于换了一种心情，出来洗洗脸、做做深呼吸、和不吸烟的人说说话，想要吸烟的心情便会减弱很多。

不需要特别费力，选择躲避就好啦。

如果逃不了，那就采取"变换法"

如果没有办法从那些场合中逃离出来，还可以采取"变换法"。因《带人的技术》等著作而名声大噪的石田淳先生在他的书中提出了"变换法"这一概念。

用专业术语来说，叫补偿行动，或者替代行动。补偿行动法是指用别的行动来代替吸烟，以此控制想要吸烟的心情。

比起补偿行动，我更喜欢用"变换法"这个词汇，并一直在使用。补偿行动，总觉得是为了不吸烟而不得不去做另一件自己并不想做的事情。

不是去挑战"不吸烟"这个"不做"，而是要积极地去做"别的"，也就是说"改变自己的行动"。

想要吸烟的时候，我们可以把吸烟变为以下这些行动。你可以选择适合自己的方式，在戒烟开始之前就做准备吧：

- 喝一杯冰水；
- 喝无糖的碳酸饮料；
- 喝热茶；
- 做蔬菜丸子（以芹菜或者胡萝卜为原料）；
- 嚼手撕海带或醋昆布；
- 吃不含糖的糖果或嚼口香糖；
- 做深呼吸；
- 刷牙或用漱口水漱口；
- 淋浴；

- 洗脸；

- 做拉伸运动；

- 做体操；

- 散步。

我最为推荐的"变换法"，是养成做深呼吸的习惯，这是任何一本戒烟书籍中都会推荐的基础方法。

大家都知道，深呼吸对于缓解紧张、不安、愤怒的情绪很有效果。那是因为我们深且长地吸气、呼气，副交感神经发挥作用缓解了身心的紧张。

生活在现代社会的我们，经常会感受到身心的压力。压力会导致浅呼吸，同时浅呼吸本身又会增加压力，从而带来更严重的浅呼吸。而做深呼吸在这个时候是很有效的。

大家都知道，当有压力或心情烦躁的时候，通常会很想吸烟。所以当你打算戒烟的时候，掌握减压的方法非常重要。

而对减压来说，最简单、最容易上手的方法就是深呼吸。平时当你感到有压力或紧张的时候，就练习做做深呼吸吧。

早上起床时、上下班的路上、开会时、吃午餐时、等红绿灯时、睡觉前等任何时候都可以做深呼吸。前面我也推荐过，在酒局中想要吸烟时，也可以走到饭馆外面透透气，对着冷冷的空气做几次深呼吸。

任何时候都可以做深呼吸。如果在变换场合的时候做深呼吸，效果会更好。因为变换了场合，心情也会随之发生变化。

以前吸烟的时候，会有"出去吸支烟的放松时刻"，同样地，现在你可以说"我出去透透气",然后离开。既然允许出去吸烟放松,那么你出去呼吸一下新鲜空气,也是允许的吧。可以到屋顶、大厅或者阳台上做做深呼吸,但是做深呼吸的时候,不要去你以前吸烟的地方或者能吸烟的地方。

试试"6秒呼吸法"

深呼吸的具体做法是,首先使身体放松下来,让空气慢慢地经由鼻腔进入下腹部,吸气过程至少需要2秒。然后轻缓地把气从口中吐出来,呼气过程大概需要4秒。整个过程,需要6秒,需重复3次。可能你会觉得3次太少了,但是仅做3次就非常有效果了。

几秒的时间,任何时间、任何地点都可以做吧,养成深呼吸的习惯后,可以把吸气呼吸法的时间延长,比如吸气4秒、呼气8秒。如果你做不到慢慢呼气,可以想象一下用吸管吸东西的样子,就像那样把嘴巴抿着慢慢地往外呼气。

深呼吸可以站着做,也可以坐着做,并且做深呼吸的同时要是闭上眼睛的话,放松效果会更好。

如果你会腹式呼吸,效果会更好。腹式呼吸,就是吸气的时候腹部慢慢膨胀,呼气的时候腹部最大限度地收缩,然后吸气的时候再慢慢膨胀。躺着的时候可以很自然地进行腹式呼吸,站着的时候也可以。

另外，对于呼吸法，大家也可以这么看。

吸气的时候，就仿佛吹起了五彩缤纷的广告气球，呼气的时候就像是给气球放气。经过两次吸气、呼气后，最后一次深呼吸时，可以想想以前最让你放松和安心的事情，然后一边回忆一边做深呼吸。比如在国外的海滩上散步，或者放松地窝在沙发里。

通过充分且缓慢的深呼吸，副交感神经变得活跃，心情会很安定下来。同时大脑前额皮质的血流量增加，自己掌控自己的力量得以加强，对压力的控制能力增强，同时戒烟的行动力也能增强。

大家一定要试试呼吸法，首先在自己的日常生活中加强深呼吸的训练，要养成深呼吸的习惯，让深呼吸成为自然而然的事情。深呼吸不仅对戒烟有效，在压力无处不在的现代社会，深呼吸对减压也是很有帮助的。如果能从戒烟开始之前就练习深呼吸，那就更好了。

最后的手段，使用"冲浪法"

如果你用了"变换法"也没能打消吸烟的欲望，那么我告诉你——你就接受吧。

这种接受被称为"冲浪法"或者"渴望冲浪法"。原田隆之的《认知行动疗法——戒烟手册》一书中对其有过介绍。

这个方法里融入了最近比较流行的心理学上的概念——正念。

大家听说过一个词叫"白熊效应"吗？

就是说，如果被告知"不要只想白色的熊"，那么被告知的人反而会只想白色的熊，开展这个实验的是美国哈佛大学社会心理学家丹尼尔·魏格纳，他也将这个效应称为"可笑的反弹效应"。

戒烟也是一样，你即使想让吸烟的欲望消失，它也消失不了，甚至可以说，你越想让它消失，它却表现得越来越强烈。那么这个时候，你就顺其自然地接受它，不去理会它，让想要吸烟的感觉这么自然地存在就可以了。

对于心情你没办法选择，但是行动你可以选择。这个时候你可以让心情自然存在，但我呼吁大家选择"不吸烟"的行动，也就是说，我们接受那种心情，但不任由那种心情摆布。

"冲浪法"具体怎么做呢？首先当出现强烈的想吸烟的感觉（渴望）时，你可以想象一股波浪袭来，正好可以冲浪，这股波浪就是内心"渴望的波浪"。

不要刻意去用其他事情来分散这种渴望，也不要试图压制这种渴望，你就跟随心中的渴望随波逐流就好啦。

接着想象自己正踏着冲浪板，尽情地在这一片波浪中自如地驰骋，时间一点点地过去，波浪逐渐平息，最后水面恢复平静。

不要着急，可以多来几次这样的冲浪，好好训练一下自己应对吸烟欲望的能力。

这个方法其实就是正念。所谓正念，用一句话说就是"集中精力于当前"。实时地、客观地关注于自己的思考和情绪，可以防止因一时的感情爆发而失去平和的心态，进而导致行动失败。

现在正念减压疗法、正念认知行动疗法等心理疗法被越来越多的人认可和使用，在今后的戒烟治疗中，我认为正念也会发挥越来越重要的作用。

对于想要吸烟的渴望，我们可以尽情地乘着渴望之波去冲浪。

用"正念呼吸法"摆脱杂念

还有一点，希望大家能学会"正念呼吸法"。

上文我介绍过，正念就是"集中精力于当前"。而正念的反义词，就是"不在状态"的"自动操纵模式"。

而依赖症就是与正念相对的"自动操纵模式"。

有时候你回过神来，是不是会发现自己手里拿着烟正在吸呢？是不是心里没有任何想法就那么像木偶似的在吸烟呢？学会正念，就是为了让你摆脱尼古丁依赖症的控制，重获自由。

如果平时多加练习，养成正念的习惯，就可以时时刻刻注意到自己的心境变化，可以注意到自己想要吸烟的心情，用"冲浪法"控制自己的情绪也就变得容易了，并且也有助于完成戒烟记录。

要达到正念的境界，有意识地呼吸非常重要。

这是非常容易理解的方法，在《多舛的生命》（乔·卡巴金著）一书中有这样的介绍：

"首先保持坐着的姿势，闭上眼睛，不用任何力气地自然挺直背部，然后集中注意力呼吸。不要想着控制呼吸，让呼吸自然进行，然后自然地感受呼吸的感觉，客观地观察空气进入身体又呼出去的过程。将这样的状态持续 3 分钟。"

在你观察呼吸的过程中，你的心飘逸起来，各种各样的杂念开始出现，这个时候，你意识到这些杂念的存在非常重要。杂念出现时，你只需要客观地观察它、感受它，不要试图评价它，然后主动回到呼吸上来。

在国外有一种叫"正念预防"的依赖症治疗疗程。

有人做过一个调查：把戒烟对象分成了正念疗法戒烟组和标准疗法戒烟组，并进行了跟踪研究。研究发现诊疗结束时，两者的戒烟成功率分别为 36% 和 15%。然后继续跟踪，发现 17 周后两者的戒烟成功率分别为 31% 和 6%。很明显正念疗法戒烟的成功率远远高于标准疗法。

目前能指导戒烟者采用正念疗法戒烟的专业人士并不多，加上戒烟者自身也需要进行训练，所以目前正念疗法还未得到广泛的普及，但未来有可能会成为一种非常有效的戒烟方法得以推广。同时正念疗法对于缓解压力和治疗抑郁也非常有效，所以请大家务必练习。

现在有很多关于正念的书籍，也有很多机构团体举行相关的研讨会，大家可以通过这些渠道进行学习。谷歌公司把正念冥想纳入了员工的社内培训课程中。对于忙碌的商务人士来说，能学得正念冥想是一件非常好的事情。

如果你也能掌握领先时代的最新的戒烟方法——正念，那么你的戒烟也会成功。

战胜习惯依赖的"三大戒烟力"

无论做什么，事前的准备都非常重要，戒烟也一样。

我把戒烟前要做的准备称为三大戒烟力。

具体地说，就是戒烟开始之前，我们需要具备的能力。听起来感觉很难，实际上并不复杂。

三大戒烟力是指决断的力量、支持的力量和朋友的力量。

如果想消除习惯依赖，戒烟之前拥有这三大力量，戒烟成功率会提高很多。

用决断的力量，和习惯依赖说再见

三大戒烟力中，我首先要介绍的是决断的力量。

如果你真想戒烟成功，那么必须要下决心，没有决心就不可能成功。要消除习惯依赖，决心是必需的。

我说过，光靠意志力戒烟非常危险，仅仅依赖意志的力量是不行的，还需要有决断的力量。

可能很多人会说"下决心很难"，而事实上不是你没有决断的能力，而是你不知道怎么决断。

必要的决断，包含三个方面："决定戒烟开始日的决断""发布戒烟宣言的决断"和"扔掉打火机的决断"。

怎么样？觉得能做到吗？

首先从第一步开始吧。三个决断完成后，你一定要洗手。

2010 年美国密歇根大学心理学家的研究表明，做了某个决定后，洗手的人对自己的决定更加有自信，这是《科学》杂志上刊载的研究结果，可信度较高。做决定之后洗手，是不是有让自己的疑虑或担忧随水流走的效果呢？在日本，进入寺庙之前，要到手水舍洗手、漱口完成净身，可能也是同样的意思吧。

不只是戒烟，对于任何事情来说，要做出改变的时候，都需要决断力，要不改变习惯怎么那么不容易做到呢？人的一生就是一个又一个决断的连续，作为决断力的练习，先从一些小事的决断做起吧。

决定戒烟开始日

如果戒烟开始日没有定下来，你就会老想着自己从什么时候开始戒烟呢，却总也迈不出戒烟的那一步。你有没有确定一个戒烟的时间节点？

习惯依赖，其实质就是维持现状不改变，人都有一种尽量拖延的心理，从这个角度来说，必须要尽快决定从"某年某月某日开始"。

有时候很多人会说"我还没做好准备，所以没办法开始"，如果是这样的话，那么什么时候你也开始不了。

什么事儿都有"蜜月效应"。通常来说，人的意愿和干劲儿也是一天天在减弱的。所以请在做出戒烟的决定后 2 周内务必设定开始日，如果开始日拉得太长，戒烟的决心就会减弱。以我多年的戒烟诊疗经验来看，2 周是一个非常重要的时间节点。

设定开始日的方法，我从制定原则开始说起。

在工作中吸烟量较大的人，可以把戒烟开始日设定在没有工作压力的周末；反过来，在假日和无所事事的时候吸烟量大的戒烟者，可以从假期结束后的第 1 个工作日开始戒烟；对于体力劳动者来说，要避开劳动量大的时候，选择在劳动量相对轻松的时候开始戒烟。一旦开始戒烟，请避开欢乐的聚会和酒局等，一般来说在欢快高扬的气氛中，吸烟的欲望会变得特别强烈。

对于女性来说，设定戒烟开始日，还要考虑生理期前是否有难受症状（经前综合征），戒烟开始日要避开这些难受症状出现的时段，一般为经期前 1 ~ 2 周，直至月经结束。目前有一种说法是建议把戒烟开始日定在月经结束后两周内。

关于女性和吸烟，最近有一项新的研究成果。加拿大蒙特利尔大学的研究小组经过研究发现，当两种女性荷尔蒙（卵细胞荷尔蒙和黄体荷尔蒙）减少时，吸烟的欲望和戒断症状就会非常强烈地表现出来。由此研究小组得出结论，当女性荷尔蒙大量分泌的时候，也就是月经来潮前的 1 周，对女性来说是戒烟开始的最佳时期。

基于上述结论，没有经前综合征的女性，戒烟开始日可以选择在经期开始前 1 周内；经前综合征严重的女性，戒烟开始日可以选择在经期结束后 2 周内比较好。

请先确定戒烟开始日，戒烟从可以写入日程表的项目开始。

发布戒烟宣言

第二个决断，是发布戒烟宣言的决断。

我认为如果想要戒烟，发布自己的戒烟宣言非常有必要。

为什么呢？通过发布戒烟宣言，你会更有理由说服自己去完成这件事。一个人一旦发布宣言，之后会倾向于督促自己去遵守自己的决定和想法。

如果一旦失败，可能自己会觉得很不好意思而不敢说起这件事。此外，发布戒烟宣言后，可以得到家人和朋友的具体支持和帮助，这对于我后面将要讲到的支持的力量有积极的作用。

所以我觉得很有必要发布戒烟宣言。

虽然我刚刚建议大家发布戒烟宣言，但是实际上，戒烟者中有"宣言派"，也有"秘密派"，分别指的是将戒烟这件事儿大张旗鼓地告诉别人的一类人，以及自己偷偷戒烟的一类人。

从戒烟成功的人所写的戒烟类书籍来看，可能是因为在戒烟过程中感觉很有压力吧，偷偷戒烟者居多。

但另一方面，戒烟门诊医师所写的书中，推崇"宣言派"的人更多。

从心理学角度来看，发布戒烟宣言会更好，因为社会心理学上有一个法则叫"承诺和一致性"，是说一个人一旦做出承诺，他会努力去保持与承诺的一致性。一旦发布戒烟宣言，他会努力遵守承诺，保持行动与承诺一致，戒烟也就容易坚持下去。

不过也有注意的要点，作为戒烟宣言的发布对象，不是任何人都可以。

以前我也觉得不可思议，如果戒烟者对周围一起吸烟的人发布戒烟宣言说"我戒烟了"，那么在酒局里反而会有人恶作剧似的诱惑你"再来一根吧"，而且一定会有人出来捣乱。我在戒烟门诊中，也会告诉患者一定要警惕故意捣乱的人，果然在他们第二次就诊时，真的有很多人告诉我碰到了别人故意捣乱。故意捣乱的人中男性居多，女性基本上没有，也可能是烟友们羡慕你戒烟了，故意这么捣乱吧。

戒烟宣言的对象，选择为家人、本来就不吸烟的人或者已经戒烟成功了的人会比较好。

选择对象很重要。

扔掉香烟和打火机

之前我提到过，千代富士（九重亲方）将价值几十万日元的打火机扔进隅田川，并成功戒烟了。

将香烟和打火机扔掉的决断非常重要，吸烟的工具是促使你吸烟的最大诱因，与吸烟的习惯联系最为紧密。如果在你目所能及的地方就有香烟和打火机，你想吸烟也就理所当然了。

在戒烟过程中，当你想吸烟的时候看到了打火机和香烟，你很容易就会复吸，因此有一个不容易吸烟的环境非常重要。营造一个不容易吸烟的环境，被称为"环境改善法"，而改善环境最重要的就是扔掉吸烟的工具。

具体来讲，就是把香烟、打火机、烟灰缸甚至购烟许可都扔掉。在我的戒烟门诊中，我会把患者的购烟证收缴上来。

另外，衣服胸前的口袋里、手提包里、车里、衣柜里等地方，都要好好找找，有可能这些地方还放着香烟呢。在你开始戒烟的前一晚，把该找的地方都找遍，把能扔掉的东西都扔掉吧。

有一位女性戒烟者，在我的建议下，把自己的包里、车里都仔细搜了一遍，把与烟相关的物品都扔掉了，戒烟进展得非常顺利。但后来，恰逢一位一直关照她的人士去世了，她参加了追悼会，去世的这个人对她来说真的非常重要，所以她非常伤心，在掏手绢擦眼泪的时候，她在包里发现了一根香烟——这个包不是平日常用的包，所以在清理香烟时包里的烟被漏掉了——就因为这一根烟，在追悼会后，她开始复吸了。

类似这样仅仅因为包里残留的一根烟开始复吸的女性朋友，以及因为杂物箱内残留的烟而开始复吸的男性朋友不胜枚举。请再次好好确认，把能想到的地方找遍，能扔掉的都扔掉。

扔香烟的时候，没有抽过的烟，务必用水浸泡后再扔。一来可以防止火灾发生；二来因为有些戒烟的人，当烟瘾犯的时候会到垃圾箱内去找烟来抽。尼古丁依赖症真是非常可怕的，要将香烟处理到完全没办法吸的样子再扔掉。

下定决心，把香烟、打火机扔掉，也就相当于与过去的自己彻底说再见。

依靠支持的力量，轻松戒烟

前文提到的三大戒烟力中，戒烟前必须具备的第二种力量是支持的力量。

不是自己一个人孤独地戒烟，如果有更多人支持你的话，戒烟的成功率会提高很多。如果能得到那些因你戒烟而受益的家人和朋友们的支持的话，会是一件非常好的事情。

有三件事，需要他们支持你。

第一，大家一起营造一个有利于戒烟的环境。比如大家一起大扫除以消除香烟的异味，或者一起确认有没有忘记扔掉的吸烟工具等。

第二，拜托大家理解戒烟中的你。戒烟开始后的几天内，你会出现烦躁不安或昏昏欲睡等戒断症状，你要拜托大家多理解、多支持，温柔地守护你。

因戒烟烦躁不安而导致夫妻吵架时，如果你的丈夫或者妻子说"要是这么烦躁不安的话，你就继续吸吧"，那么很多人可能就放弃戒烟了。夫妻之间要互相支持，理解对方的烦躁不安不过是一时的戒断症状而已，从做家务中腾出时间来帮助你戒烟是非常重要的。

第三，在你戒烟进展顺利时，多给予你鼓励和赞赏。如果你的支持者们多赞赏你，你会觉得"嗯，我可以做到的"，从而自信和动力会增加，戒烟也就更加容易。从心理学的角度来看，被人表扬和赞赏对于形成新的习惯非常重要。被人赞赏后，体内会分泌多巴胺，从而使人富有激情和干劲。那么请让你的支持者们多表扬你，以此轻松戒烟吧。

对了，还有一些非常重要的支持者，他们是戒烟门诊的医生和护士。你若定期来戒烟门诊，那里的医生和护士会给予你支持的力量，考虑到支持的力量，我特别推荐戒烟门诊。

戒烟伙伴的支持，可提高你的积极性

戒烟的时候，若有和你一起戒烟的伙伴就更好了。

日本戒烟指导的开山鼻祖——东京卫生医院名誉院长林高春先生提出过"战友"一词，并指出一起戒烟的战友非常重要。

战友可以互相支持而鼓励，并可以萌生一种你追我赶的竞争意识，这对于戒烟有更好的效果。

这就是战友的力量。如果你身边也有正在戒烟的人，或想要戒烟的人，请你一定要把他作为一起并肩作战的战友，最强大的战友是你的爱人，如果你的丈夫或者妻子能成为你的战友，助你一起戒烟的话，效果会非常好。如果你在戒烟，而你的爱人在你的旁边吸烟，会怎样呢？

这一点有研究结果可以作证，2015 年英国伦敦大学的研究小组对已婚或同居生活的 3722 组夫妻或情侣进行了跟踪研究，其研究结果表明，如果一方戒烟了，另一方戒烟的概率会提高11 倍。

和自己的伙伴一起做某件事情的话，自己的干劲和动力会高涨，并希望自己更加努力，以此帮助和激励自己的伙伴，并且两个人互相鼓励和赞赏也是特别好的事情。

我真的推荐大家和自己的伙伴一起戒烟，如果两人一起克服了困难，你们之间的情谊也会更加深厚。

你想戒烟的原因

戒烟，历来都是开始容易坚持难。从这一节开始，我将介绍把戒烟坚持到底的几大要点，坚持本身也是帮助你消除习惯依赖的方法。

刚刚介绍了，在戒烟之前最重要的是准备好三大戒烟力，与此同时，好好想想你要戒烟的真正原因是什么。

没有一个好的戒烟原因，可能你会轻易放弃。如果仅仅是想戒着试试看，那么你不可能打败尼古丁依赖。

我在戒烟门诊做戒烟咨询和指导时，会询问戒烟者戒烟的原因是什么，我非常看重戒烟者本人的内省和领悟。有的是为了自己的健康，有的是因为医生的建议，最近也有很多人是因为想要跑马拉松但耐力不够而来戒烟的。

开始戒烟前，务必将你能想到的所有的戒烟原因写下来，写的时候需要注意的是：戒烟的真正原因不是家人要求或医生建议等，而是"我自己考虑好了，我自己要戒烟"。

古川武士所著《"戒掉"这些习惯,让你焕然一新》一书中写道,如果你想做一件事的原因足够强大,你就越容易克服和渡过眼前的难关,这不是意志力强弱的问题。做事的真正理由,对于能否养成新的习惯非常重要。

按照这个说法,戒烟也需要"关键理由"。

那么关键的戒烟理由到底是什么呢?

比如,心肌梗死后,医生告知你如果继续吸烟,很容易导致再次病发,会有生命危险。你害怕吸烟会导致生命危险而开始戒烟,那么"不想因为心肌梗死导致死亡"就是真正的理由,"自己病倒后,家人无人照顾"等也是戒烟的理由。

实际上,从我的戒烟门诊的数据来看,因生病而戒烟的人,与没有生病而戒烟的人相比,戒烟成功率要高。

当然对于年轻人来说,不太会把生病当回事儿,自己也没有大的疾病问题,所以"健康""防范生命危险"等可能很难成为其戒烟的理由。那么这个时候,需要把戒烟所能带来的好处分长期和短期来考虑。

比如短期的好处有: "不会再被人嫌弃口臭""不用到处去找可以吸烟的地方了""零花钱增多了",等等。长期的好处有:"戒烟后有自信了""有耐力了""在爱的人面前变得稳重了",等等。如果近期有人戒烟成功,你也可以说是想要变得和那个人一样。

对于女性来说, "我想让皮肤变得有光泽"等美容方面的考虑也可以是戒烟的理由。

首先请把笔记本打开放在桌子上,把戒烟的理由一一写出来,并从中找到关键的理由，然后把关键理由用便笺纸写下来放到钱包里，或者用一大张纸打印出来贴在醒目的位置，这样你会很容易地看到自己戒烟的真正原因，从而帮助你持续戒烟。

不要输给"自暴自弃"

"算了吧，就这样吧，没救了！"

戒烟过程中，"啊，我吸了一支烟"，这是最大的危险吧，你该怎么办呢？

可能你会觉得自己做了件不应该做的事，会觉得自己不可原谅，甚至丧失信心。你会想反正都已经失败了，"哎，算了吧，放弃吧"，然后自暴自弃，戒烟也就失败了。这种令人感到遗憾的事是非常常见的。减肥的时候也是这样，不小心吃了一块甜甜的蛋糕，然后就自暴自弃，接二连三地吃了很多甜食，直至自己厌恶自己。

拥有类似经验的人有很多，在心理学上，这被称为"那又如何效应"或者"自暴自弃心理"。

也不是什么特别神秘的事儿，实际上对于不吸烟习惯的养成来说，最为重要的就是"一根也不吸"。这个原则一定要反复念叨，就算耳朵听出了茧子，也要多次强调。

但是如果不小心吸了一根烟，怎么办好呢？我们需要好好想一想。我用火灾来打个比方，这就相当于不让火灾发生（一根也不吸）和一旦火灾发生后怎么应对（不小心吸了烟之后的对策）。

"谨慎用火非常重要，但孩子在家和在学校学习的火灾发生时的逃离路径以及灭火器的使用方法，显然也是非常有用的。让孩子掌握发生火灾时的应对方法和知识，其目的绝不是允许他们玩火，而是为了想尽一切办法去防止火灾的发生。戒烟后吸一支烟，就好像是孩子玩了一次火，那么我们有必要知道一旦发生火灾应该怎么应对。"（《积极预防——依赖症的全新治疗方法》，G·Allen·Maratto、丹尼斯·M·多诺万编著）。

不要输给"自暴自弃"，全力做好准备吧。

"决定不吸下一根烟"

我们是人，谁都会有控制不住自己的时候，戒烟期间往往会不小心吸上那么一支。谁都有可能失败，所以没有必要身负罪恶感而责备自己。

吸了一根后，如果不吸第二根，就不能算失败。

其实吸了一根后，你反而积累了很好的经验，至少知道了自己在什么时候会想要吸烟，下次便有经验应对了，但请不要放弃自己，并自暴自弃。

戒烟过程中吸了一根烟，用戒烟行话来说，叫"失误""脚滑"。相当于不小心滑倒，摔了一跤没关系，爬起来继续走就可以了。

可能一时半会儿你的心情会很低落，但没关系，慢慢地那种不好的感觉就会消散。

那么接下来，我们来想一下，如果又吸了一根怎么办？

吸了第二根后，就会有第三根、第四根，很快就会越吸越多，并回到戒烟前的烟量了。戒烟不顺的时候，你还会嫌恶自己，然后随着卷土重来的戒断症状来袭，你无法忍受那种难受，慢慢地又开始吸烟了。

对于有这种经历的人，我有一些话要告诉大家，我主张"如果你吸了一根，没关系，请一定不要吸第二根"。然后站起来，把手里的烟全部扔掉，以此为起点，再次出发。

连棒球选手都在用的"魔法语言"的威力

"决定不吸第二根"这句话里，有"语言的力量"存在。听说过"自言自语"吗？就是自己对自己说话，当需要激励自己的时候，可以自己对自己说一些话，这样的方法在心理训练中经常使用。

大家都记得巨人队前队员桑田真澄吧，他在赛场上，嘴里总是念念有词地好像在说着什么。据说桑田队员是为了克服心中的恐惧和集中注意力而自言自语呢。

实际上，对于戒烟，积极的自言自语也非常管用，在戒烟时使用的积极的话语，我称之为魔法语言。

但用于自言自语的话要慎重选择，语言的力量真的是非常强大。比如，我建议大家不要说"必须要戒烟，不戒烟不行"。为什么呢？因为"不得不做，不做不行"这样的语言，总觉得有种虽不情愿但又没办法的感觉，总觉得不是出于自己的意愿，而是被什么强制或者是基于什么义务必须要做。被他人强制或者被外界规定去戒烟是不行的，我之前也介绍过，现在再重复一遍，比如你因为妻子的唠叨和要求而不情不愿地开始戒烟了，但如果你和妻子一吵架，你一定会说"我不是按照你说的在戒烟了吗？我不戒了"，然后结束戒烟。

不是被人要求，而是我自己决定的，这一点非常重要。所以自言自语的时候，一定要说"我决定不再吸烟了"。

比起说些基于规定、义务类的话，内心自省的话更好，这一点也有研究结果可以证明。美国有研究表明，相对于含有规定强制之意的"不行，不可以"之类的语言，含有自我选择之意的"我不做，我不要"之类的语言，更有助于促使人们采取实际行动。这项研究分析了 120 名学生如何战胜巧克力的诱惑，研究发现，自言自语地说"不可以吃巧克力"的学生中，61% 的人最终吃了巧克力。但自言自语地说"我不吃巧克力"的学生中，仅有36% 的人吃了巧克力。

把这项研究结果运用到戒烟中，比起含有"不能吸烟，不可以吸烟"之意的"戒烟"一词，表达为"我不吸烟"应该更好。

换句话说就是，"必须戒烟"应改为"我决定不再吸烟"。

但如果我们说"我一生都不再吸烟"也不好。因为一旦你没有战胜烟瘾，中途吸了一根的话，你就会有种嫌恶自己的感觉，进而连续不断地开始复吸。

这个时候，我们要这样说：

"我一生都不再吸烟"→"从现在开始，我决定不再吸烟"→"从现在开始，我选择不再吸烟"。

"我一生都不再吸烟"，这样说就给想要吸烟的时候留下了选择的空间。在"从现在开始，我决定不再吸烟"或"从现在开始，我选择不再吸烟"的语言里，蕴含着"选择的力量"。

吸了一支烟后，可以说的魔法语言是"我决定不再吸第二支烟"。

请充分利用语言的力量，使用魔法语言帮助你戒烟吧。

"我戒烟了"，关于戒烟的五个演练

我们人类面对意料之外的事情总是显得很弱。相反地，对于可以预料的事情，因为有事前准备，反而能轻松解决。

在这里我将介绍一个对于戒烟来说非常重要的方法，那就是"预测训练"，也就是说，运用你的预测能力，提前想象戒烟过程中可能出现的困难，并想好对策。

在戒烟过程中，会出现很多意想不到的事情。

下面将介绍一些危险状况及其应对方法，大家可以以此为参考，来想想适合自己的方法。

状况一

当认识的人劝你"来一根怎么样"时，怎么办？

●你可以回应："不行，医生建议我不抽烟""我戒烟了""我去下洗手间""因为嗓子疼已经戒烟了""身体不好已经戒烟了""我正在戒烟呢""我这会儿不想吸"，等等。

状况二

在酒局中被劝烟，怎么办？

●在酒局中，想控制不吸烟非常困难，可以提前对在场的人说"大家不要劝我抽烟呀"，或者风趣地告诉大家"我已经戒烟了"。

状况三

你以为已经把烟全部扔掉了，不料却找到了一根，怎么办？

●立即扔掉或者告诉其他人帮你扔掉。

状况四

你烦躁不安，和丈夫或妻子吵架了，对方没好气地说"要是这么难受，你不知道接着抽吗"，怎么办？

●首先，请一定要意识到戒烟是你自己决定要做的事情，不是因为被丈夫或妻子要求而不情不愿做的决定，是你自己的选择。然后，立即坚定地说"好不容易已经戒烟了，我不会半途而废""之前我就有过戒烟过程中复吸的失败经验，这一次不会这样了"，或者立即离开去室外做做深呼吸。

状况五

你在便利店或超市买东西，突然看到收银台的后面摆着一排香烟，怎么办？

●本来戒烟时是要避开便利店的，万不得已要去买东西的话，可以在没有香烟的收银台结账，或者告诉自己"我不买香烟"。

除此之外，还有别的对应方法，请你好好想想，找到适合自己的方法。

只要做好了充分的事前准备，戒烟就会进行得很顺利。所以，请一定要做好预测训练。

"小步法则"助你轻松戒烟

要改变吸烟的习惯，就好像撼动一只大象一样，一定会有很多困难出现。如果你打算"用一生来戒烟"，那么一想到漫长的人生，没准中途就丧失了戒烟的信心。

对于这种状况，有很好的解决方法。在第三章中，我介绍过"小步法则"，也就是说，设定一些稍微努点力就能达成的小目标，然后一个一个地实现它们。

一般来说，改变习惯是一件变化很大的事情。

为什么呢？因为习惯本身有一种维持现状不想改变的力量，并且习惯本身是无意识的行为，按照习惯去做的话，精神上会感到非常愉悦，所以要改变已经养成的习惯是非常困难的。如果是一个好习惯还好，但是像吸烟这样的坏习惯，一定要改掉。

你有没有这样的经历，本来并没有打算吸烟，但当你回过神时，你的手里已经拿着烟在吸了。甚至你会发生这样的情况，"含在嘴里的第一支烟还没有点着火，你又拿起了另外一支烟""洗澡的时候，你的嘴里也含着一支没点着火的烟"。

如果你想消除习惯依赖，需要花上非常大的精力。

对于没有强大意志力的我们来说，能轻松地改变习惯的方法，就是"小步法则"。就好像小宝宝学走路一样慢慢地往前挪，所以也被称为"宝宝学步法"。

你不妨试试看，真的非常简单，而且随着一个个小目标逐渐实现，你的信心会高涨，戒烟的动力也就更强大了。

用走路来打比方，"首先，要买一双鞋""然后穿上它""走出家门，先在家附近走一走"，按照这样的步骤，很多人都可以做到吧。

接下来用脑科学的原理来解释一下"小步法则"。

如果要对习惯做出大的改变，大脑内的扁桃体会把这种变化理解为一种危机而发出预警，这样人们面对新的行动就会踌躇不前。但是对于一些细小的变化，扁桃体是感知不到的，可以逃脱扁桃体的"法眼"。

《一小步改变你的生活》（罗伯特·莫勒著）一书中这样介绍"小步法则"的意义："一个新的变化会引发恐惧。但一些不易察觉的小变化则进展很顺利"，所以"逐步进行一些小的改变，是针对大脑这一特性的秘诀"。

棒球名将铃木一郎也曾说过："我成功的唯一秘诀，是靠一小步一小步的不断积累。"这是利用"小步法则"实现巨大成功的很好的例子。

想要消除习惯依赖，我们也可以从小目标开始，用"小步法则"，一步步向前，最终顺利戒烟。

"3 天、3 周、3 个月"法则是什么

那么在戒烟过程中，怎么运用"小步法则"呢？

之前我介绍过，戒断症状一般在戒烟后 3 天内最严重，大概过 1 周、最长 4 周，戒断症状会慢慢消失。也就是说，身体依赖最多 3 周左右便可以消除。

一般来说，习惯依赖从开始戒烟起便会慢慢减弱，大概经过 3 个月便会消除。所以戒烟的困难之处便在于这"3 天""3 周""3 个月"，能顺利克服这 3 个困难非常重要。

"小步法则"也就是，先设定 3 天、3 周、3 个月的小目标，然后一步步地把你不吸烟的时间延长。

先以 3 天不吸烟为小目标，身体依赖最严重的时期也就是这 3 天。

然后是 3 周。通常这 3 周内复吸的可能性特别大，所以一定要努力克制。经过了这 3 周，身体上的依赖会慢慢消除，然后人会感到很轻松。不要过于自信，一定要远离酒局，并且坚持一根也不吸的原则。

之后是 3 个月。度过 3 个月，你离戒烟成功的距离就非常近了。因为你一直坚持不吸烟，吸烟的习惯依赖也就慢慢消除了，

心理上的依赖也会减少很多。戒烟门诊的诊疗一般在这个时候结束，可以说你已经拿到了戒烟生活的"临时许可证"了。

临时许可的期限是 0.5 ~ 1 年。在这期间，可能会发生复吸的危险，请一定要注意。

从我的戒烟门诊的数据来看，能坚持戒烟 6 个月的人，大多数在 1 年以后也能坚持不吸烟。可以说，6 个月是戒烟成功与否的判断标准之一。

先制定一个个小目标，按照"小步法则"，向着戒烟成功的那一天努力吧。

随身携带写着戒烟理由的卡片

人的干劲儿是逐渐减弱的，这被称为"蜜月效应"。

夫妻关系的甜蜜感在蜜月期是最高的，然后随着时间的推移，甜蜜感慢慢降低。刚刚参加完培训和讲座后，你会干劲十足，学习效果也是最好的，之后那种干劲儿和学习的效果会慢慢减弱。

刚开始戒烟的时候，你会信心满满非常有干劲，之后戒烟的热情会减退。

要避免"蜜月效应"，怎么做好呢？

刚刚介绍的"小步法则"是一个很好的应对方法。或者把戒烟的理由写在纸上，放在随处可见的地方。

还可以利用"小卡片"。

小卡片是什么呢？就是在认知行动疗法中经常使用的小工具，"写上危险状况发生时的想法、行动、对策等，并可以随身携带"。

用到戒烟中，可以把"我决定不再吸烟"之类的话语及关键的戒烟原因写下来，也可以把本书介绍的一些适合你的戒烟方法和小技巧写在卡片上。

然后将卡片放在钱包或随身包里，随身携带，当你想吸烟时，可以拿出来看一看，也可以拍下卡片的照片，存在手机里随时随地可以看到。

通过这样的小卡片，可以随时回顾你戒烟的理由。现在常说"不忘初心"，其实也可以用在戒烟这件事情上。

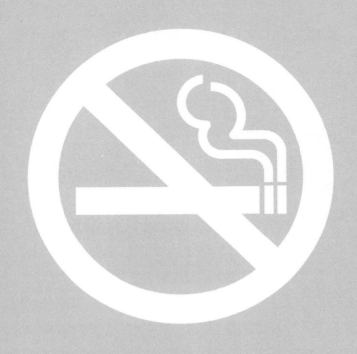

第五章

这样做，可以消除心理依赖

连医生和大学教授都难以幸免的认知失调的圈套

要了解心理依赖，重要的是先要懂得"认知失调"的心理学知识。

包括我自己在内，很多人都陷入了认知失调的误区。

认知失调，到底是什么呢？

1957 年，著 名 社 会 心 理 学 家 里 昂·费 斯 汀 格（Lein Festinger）提出"认知失调理论"。简单地说，认知失调是指人们通常会把自己的行为往正当化方向去美化。

一个显而易见的例子是吸烟和肺癌的关系。虽然大家都知道"吸烟是引起肺癌的原因之一"，但自己却还在吸烟，这就是认知和行动不一致。当认知与行动不一致时，人的内心其实是非常矛盾的，这种情况就被称作"认知和行动不协调"。

为了使认知和行动一致，为了使自己的内心不产生矛盾，最合理的办法是改变自己的行为，比如戒烟。

但人往往不是改变自己的行为，而是改变自己的认知，以此来达到行为与认知的统一，一般有三种情况发生。

第一种情况，是刻意低估实际上不太好的事实（缩小评价）。典型的例子，是吸烟者一般会刻意地寻找一些虚假信息，比如"不确定吸烟和肺癌之间存在因果关系"之类，来说服自己继续吸烟。有人会说"吸烟的人也有长寿的啊""交通事故的死亡率还更高呢"，这和上面是基于同样的心理。

第二种情况，是高估比较好的一面（夸大评价）。很多吸烟者会认为"吸烟对缓解压力非常有用""吸烟后心情能很快平静下来""吸烟可以增进与人的交流",等等。

第三种情况,是找出一些新的、对自己有利的理由。比较典型的例子是,很多吸烟者会认为"减少吸烟量"或者"选用一些尼古丁和焦油含量低的烟"危害应该小一些。

这些想法都不是客观的事实,但确实有很多吸烟者都是这么想的。此外,某些烟草公司会利用宣传,对那些并不是事实的理论进行强化,传递一些错误和虚假的信息。

认知失调的问题,无论是大学教授、专业医生还是普通人,都无法幸免。认知失调的威力很大,有时还会被别有用心的人利用。

了解认知失调,并努力想办法不陷入认知失调的陷阱,对于生活在现代社会的我们来说,不仅仅是戒烟这件事,在任何时候都非常重要。

难道你不想逃脱某些烟草公司的欺骗,开始自由单纯的生活吗?难道你不想选择一种没有香烟的生活吗?

纠正对香烟的错误认识,是戒烟的第一步

心理依赖,是由认知偏差这一坏毛病引起的。

要是落入了认知失调的陷阱,我们会否定吸烟的危害,并去找一些美化吸烟行为和让吸烟行为正当化的理由,其结果就导致

了认知偏差的产生。这也给戒烟带来了很多困难。

根据认知行为疗法创始人艾伦·贝克（A.T.Beck）及其后继者大卫·伯恩斯（David D.Burns）的说法，认知偏差分为 10 种。

下面我将介绍几种对戒烟有影响的认知偏差：

●以偏概全。仅仅基于很少的事例，便认为所有东西都是同样的情况。

●夸大解释或缩小评价。将自己关心的部分刻意地夸大，相反地，将不符合自己的想法和不合自己预期的部分刻意地缩小。

●基于感情的判断。基于当时自己的感情和心情来判断。

●绝对化。对于可以让步的东西，也做绝对化要求。

●贴标签。贴上一些想当然的标签。

如果可以纠正这些认知偏差，那么你就能消除心理依赖。通常纠正认知偏差在认知行动疗法中用得比较多，下面我还将介绍一种"读书疗法"，仔细阅读本书后面的内容，也可以从心理依赖中解脱出来。

阻碍戒烟的"七大误区"

我以"戒烟导师"的身份，在互联网上做了很多戒烟启发的事情。从互联网上网民的反映，以及患者在日常戒烟门诊中的体验来看，关于戒烟，存在七大误区。

●吸烟不是引起肺癌的原因（否定认识）；

- 吸烟有助于缓解压力（将吸烟行为合理化）；

- 我是因为喜欢而吸烟（将吸烟行为合理化）；

- 戒烟后，人生少了乐趣（基于感情的判断）；

- 烟一次就可以戒掉（绝对化）；

- 那个人也吸烟，依然长寿（以偏概全，过小评价，否定认识）；

- 不能戒烟，是因为我意志力不强（贴标签）。

这些都是由于认知失调所引起的认知上的偏差，会阻碍戒烟的顺利进行。这一节中，我们要纠正这些认知上的偏差。

首先，对吸烟的否定认识，其实是为了逃避戒烟的痛苦和不安而对事实进行的刻意否定，不想接受吸烟的危害是其中最为典型的例子。

另外，反对戒烟的人会经常说出这样的理由，"吸烟率下降了，但肺癌的发病率却上升了，吸烟和肺癌没有关系"。实际上，这是某些烟草公司找的"御用"学者和医生传递的一些虚假信息。实际上真实的数据是，吸烟率降低后，滞后一段时间，肺癌的死亡率也会降低。

心理依赖有个别名叫"否定认识病"。酒精依赖症患者常有的否定认识是，"我没有酒精依赖症，我没有酒瘾"，当然了，自己不认可的事情，也就谈不上改变了。所以要想从依赖症中解脱出来，首先不是否认，反而需要承认现实，然后克服困难，面对它进而去解决它。

"吸烟可以缓解压力"是真的吗

"觉得吸烟可以缓解压力"是认知偏差中最大的误区之一。

很多人会说"真的可以缓解压力"，当吸烟者感到有压力的时候，抽上一根烟，确实会感觉到自己的压力有所缓解。

现代社会是充满压力的社会，不管吸烟还是不吸烟，每天都会有压力。所以很多吸烟的人会说："如果戒了烟，我的压力没办法缓解啊，所以没办法戒掉。"这是真的吗？

吸烟的人，身体会发生一些变化，"血压会上升""脉搏跳动会加快""肌肉会变得紧张""血管会收缩""体内低氧"，无论怎么看，吸烟反倒会给身体带来压力。

那么，精神方面的压力是怎么样的呢？

根据美国皮尤研究中心的调查结果显示，经常感到有压力的群体中，不吸烟者占 31%，曾经吸过烟的占 35%，吸烟者高达50%。

仅仅通过这些事实，还没办法说明，到底是因为吸烟导致压力增加，还是压力大的人容易吸烟。

为了弄明白压力和吸烟之间的关系，在日本有人针对人们戒烟后压力的变化进行了调查研究，三野善央医生的研究结果表明，比起继续吸烟的人，戒了烟的人在半年以后明显感觉压力减少了很多。美国也有同样的研究结果。

此外戒烟对于缓解不安和紧张的心情也非常有效果。

那么吸烟者所说的"不吸烟会感觉有压力"，到底从何而来呢？

实际上吸烟者的很多压力，都是尼古丁带给身体的压力和戒断症状所导致的压力。吸烟后戒断症状所导致的压力会有所缓解，心情感觉一下子轻松了。这只不过是用吸烟缓解了原本由吸烟所导致的压力而已。

香烟不是让你身心放松的东西，反倒是会给身心带来压力的东西。

其他方法才可以缓解压力

认为吸烟可以缓解压力的人，戒烟后从长期来看其压力和烦躁的心情会得到缓解，但刚刚戒烟的时候，会发生严重的戒断症状。所以在戒烟期间，掌握吸烟以外的减压方法非常重要。

以下是一些可以缓解压力的方法，你可以从中选择适合自己的：

- 泡澡；
- 按摩；
- 做运动；
- 与家人、朋友或者自己的宠物在一起；
- 好好休息、睡觉；
- 听音乐；
- 深呼吸；
- 对不吸烟感到自豪；

- 赞赏自己；

- 写日记；

- 看 DVD；

- 冥想或做瑜伽；

- 看书；

- 埋头于自己的兴趣爱好；

- 做编织；

- 打牌；

- 在大自然中散步。

"压力致癌"，是某些烟草公司的说辞

2013 年针对约 12 万欧洲人的调查结果显示，工作上的压力不会增加患癌的风险。所调查的癌症包括大肠癌、肺癌、乳腺癌、前列腺癌。

你是不是总觉得压力和癌症之间有很大的关系，这个信息从哪里来的呢？

某些烟草公司通过一些市场营销，巧妙地将压力和癌症联系在了一起，这又是为什么呢？

一方面是想把吸烟的危害弱化，另一方面想让消费者认为比起吸烟来说，压力对身体更不好，并让消费者相信如果想要缓解压力，吸烟是必要的。这就是某些烟草公司在巧妙地利用大众对

于香烟和癌症的认知偏差。

艾森克（Hans Jurgen Eysenck）所著《香烟、压力、性格，到底哪个有害健康——癌症和心脏病的有效预防》（清水义治、水沼宽、永岛克彦译／监译，星和书店出版）一书中提到，压力是罹患以癌症为首的众多疾病的原因。

艾森克是 20 世纪最为著名的心理学家之一。但有一天，业内对他的评价跌落到了谷底。1996 年，《独立》杂志曝光了艾森克从烟草公司那里得到了高达 80 万英镑的研究资金，他常年发表对烟草公司有利的言论，实际上是基于某些烟草公司的意图而发的。

"压力是罹患以癌症为首的众多疾病的原因"这一说法，是受到某些烟草公司资金支持和捐助的学者、医学专业人士、心理学家广为传播的内容。经过反复的言论传播，人们就慢慢地认为压力和癌症有关了。

癌症是因为香烟、废气、放射性物质等致癌物质进入身体，伤害体内的遗传基因，引起基因异变而导致的，压力本身是不致癌的。

在日常生活中，我们体内也会产生癌细胞，若体内能保持正常的免疫力，对于少量癌细胞，我们自身的免疫力便可以消灭。当然压力会导致免疫力低下，可能会影响其抗癌能力的发挥。但不管怎么说，压力对于癌症的影响是在癌细胞出现之后。

而产生癌症的原因，基本上都是因为香烟等致癌物质进入了体内。

与其在癌细胞产生之后依赖免疫力抗癌，不如在癌细胞出现之前就防患于未然，把烟戒掉，不是更加重要吗？

"因为喜欢而抽烟"，是依赖症的证据

"我是因为喜欢而抽烟。"所以没必要戒烟，这么想的人应该很多吧。

实际上"因为喜欢而抽烟"是认知偏差中最大的误区之一。这种认识越强的人，心理依赖也可能越强。请大家先不要反驳我，以客观的态度读完本书的内容。

首先你想不想吸那种不含尼古丁但香味和尼古丁一样的烟？我估计即使你吸了，也不会感到满足。

2014 年，"株式会社 IOIX"对 6450 人进行了意识调查。其调查结果显示，即使一天吸两包烟的重度烟民，也会对别人吸烟时吐出来的烟雾感到厌烦，这样的人在女性烟民中占 75%，在男性烟民中占 50%。

当然是这样，本来吸烟产生的烟雾就不是好闻的东西。请想一想你人生第一次吸烟的场景，是不是感觉香烟特别呛人，特别难受，至少会感觉不怎么舒服。

那是香烟本来的味道。

那为什么到现在却喜欢上这种味道了呢？

然后我又问大家下面的问题。你碰到过特别难闻的香烟吗？

如果除了特别难闻的香烟，其他香烟都停产了，你会不会选择这种难闻的香烟呢？

没办法的时候，即使难闻，可能很多人也会吸吧。

吸烟不是因为喜欢，而是因为需要尼古丁。不想承认自己对尼古丁的依赖，久而久之就产生了自己喜欢抽烟的认知偏差。

香烟不是嗜好品，是依赖性商品

我可以断言，香烟不是嗜好品，是上瘾的"依赖性商品"。

吸食气味和烟一样但不含尼古丁的香烟，你会感到满足吗？想要戒掉但是怎么也戒不掉的嗜好品，你不觉得很奇怪吗？把香烟归为嗜好品，其毒性不是太强了吗？把给周围人带来伤害的东西当作嗜好品，不觉得奇怪吗？所以香烟不是嗜好品，也不能说是因为喜欢而吸烟的。

现在我们都知道，尼古丁是一种能致人上瘾的依赖性物质。所以，还把尼古丁依赖症的治疗纳入了医疗保险的报销范畴。《戒烟指南》中也指出，吸烟是一种"跟尼古丁依赖症相关的吸烟病"，需要进行必要的治疗。

曾经是重度烟民的社会活动家渡边文学先生说过这样的话，香烟不是"爱烟者的嗜好品"，而是"哀烟者"的"致命品"。

我们一起戒掉这个致命的东西，回归健康的生活方式吧。

认为戒烟后人生了无生趣，是大错误

"戒烟后人生了无生趣"，这么想的人有很多。

但是吸烟真的就那么快乐吗？

现实难道不是这样的吗？——"不知道为什么就是想吸""心情烦躁不安所以想吸""手里总是拿着点什么所以抽根烟呢"。

因《愚蠢的墙》（新潮社出版）而名声大噪的解剖学家养老梦司先生在《凉爽的脑味噌》（文艺春秋出版）一书中写道："抽烟应该是快乐的，不应该是烦躁的，但是不知不觉地便开始烦躁起来。这不是香烟的问题，是因为吸烟的人没有一种悠然自得、安静舒适而可以慢慢吸烟的生活，这是不行的。积极地看，我是为了快乐而吸烟；消极地看，我是为了防止烦躁不安而吸烟……我不顾一切地吸烟，那一支又一支的香烟，其实是'棺材钉子'，我本人非常清楚这一点。"

"棺材钉子"，英文为 Coffin Nail，俗语有"纸卷烟"的意思。也就是说，纸卷烟等于棺材钉子。作为医生，养老先生对吸烟的危害非常清楚，但即便如此他还在吸烟，这也是认知失调所引起的认识和行动的不一致。

仔细想想，烟真的是又臭又难闻的东西，可是为什么后来又变成可口、的让人心情愉悦的东西了呢？那是因为你已经患上了尼古丁依赖症。

根据世界卫生组织发布的国际疾病分类标准编码"ICD-10"，对依赖症的定义之一可以总结为"为了□□，其他可代替它的兴

趣和快乐将会被忽视，并且□□的时间很长"。（□□里包含了吸烟和饮酒）

也就是说，一旦患上依赖症，除了你依赖的物品之外，你感受不到别的快乐和兴趣。除了吸烟以外人生了无生趣，正是因为你已经患上了尼古丁依赖症。

但是没关系，只要你戒了烟，从尼古丁依赖症中逃脱出来，其他的乐趣和快乐又会一点点地回来了。所以一定要积极地想办法争取戒烟，在你戒烟的过程中，一定可以找到新的快乐。

刚开始戒烟的时候，依赖症不会很快地从大脑中消失，你会感到不快乐、很难受。那个时候，你要意识到这不过是戒烟过程中必然存在的情况，然后去找一些自己感兴趣并可以埋头于其中的事情来做。

让我们一起努力，从尼古丁的魔咒中解脱出来，恢复自由的生活，寻找属于自己的真正的快乐。

戒烟成功也好，失败也罢，并不损失什么

实际上在戒烟过程中，人是感到不安的，是一种担心会失去什么的不安。

而实际上就算你戒掉香烟，也并不会损失什么。

但是对于吸烟者来说，他们总会觉得有什么东西将要失去，有一种丧失感。

这种丧失感，实际上是由尼古丁戒断症状引起的，因为早已成为生活的一部分的吸烟习惯即将不在，由此生出了一种丧失感。

那么怎么应对比较好呢？

戒断症状引起的丧失感，一般 2～4 周会消失。

如果单靠忍耐让吸烟的习惯得以消除，心里还是会产生一种丧失感。

具体对策就是，用其他的新习惯来替代吸烟。不是做"不吸烟"的"不"的尝试，而是积极地去做"别的事情"。那样的话，吸烟的习惯依赖的威力就会慢慢减弱。还可以从尼古丁的吸引中逃脱出来，获得自由。

我这么说大家可能觉得意外，像戒烟一样没有风险的投资，目前还没有其他的呢。实物的投资一旦失败了，会变得身无分文。戒烟是对身体的投资，一旦戒烟失败，大不了恢复到吸烟时的状态而已。

而一旦戒烟成功，黎明的曙光里就有了你的健康和自由。从尼古丁魔咒中解脱之后的自由，以及清爽舒服的生活正在等着你。

一定不要害怕失败，想办法多次尝试，争取戒烟成功。

"戒烟应该一次成功"的绝对化思想会束缚你

太过于强求的话，你的行动会被束缚，如果做过了头，可能会引发一些错误的行为。

"应该怎么样""必须怎么样"的想法，是由一个人的人生观、价值观和信念产生的。如果那样的想法是合适的还好，如果想法不恰当，就一定要改变。

对于"戒烟应该一次成功"的执念，应该怎样去改变会比较好呢？当然了，要是戒烟能一次成功，是最好不过的了。

但活在世上，什么事情都一帆风顺的人毕竟很少，也可以说几乎没有。你也是曾经这里碰壁、那里受挫，经过多次努力才重新站了起来，不是吗？

曾有报告显示，一个戒烟成功的人，一般会经历5～7次失败。

不必要求自己必须一次成功，有屡战屡败、屡败屡战直至成功的精神就好。

一个人如果有必须一次成功的想法，一旦发生我之前讲过的"自暴自弃"的事情，那么结局很可能是以戒烟失败告终。

当然了，充分阅读并理解本书，然后踏踏实实地去实践，一次性戒烟成功的可能性会增强。即使这样，也没必要强求一次必须成功。一次失败了没关系，可以为下一次尝试积累经验。

《天才傻瓜》节目中，傻瓜孩子的爸爸经常说"这就很好了，这就可以啦"，其实保持这样的心态非常重要。

吸烟长寿的人，毕竟是少数

经常听到这样的声音："那个人也吸烟啊，他不是也很长寿吗？"

确实有一些吸烟的人也很长寿，但那只是一部分，事实上有很多人因为吸烟而英年早逝。

这是以偏概全的认知偏差。

2002 年，健康体力事业财团发起了一项针对日本百岁老人的跨领域研究，这次研究以日本国内一半的百岁老人为研究样本，研究结果表明，百岁以上高龄者，没有吸过烟的人中女性约占 93%，男性约占 64%。

还有一项研究，是对英国约 34 000 名医生进行了 50 年的跟踪观察。这是一项超前研究，在某个时间点把研究对象分为不吸烟的人和吸烟的人两组，并进行长达 50 年的跟踪。研究结果显示，非吸烟者一组中活到 70 岁的人占到了 80%，而吸烟者一组中仅 58% 的人活到了 70 岁。吸烟的医生平均寿命要短 10 年。即使是医生，吸烟者的寿命也会变短呢。

有的人属于即使吸烟也能长寿的特殊体质，但对于你我来说，为了能健健康康地活到长寿之年，还是把烟戒了吧。

不要认为"不能戒烟是自己的意志力不够坚定"

"不能戒烟是自己的意志力不够坚定"，这样的心态其实是给自己贴了一个标签，是一种认知上的偏差。

在我的印象中有很多人经过多次尝试，戒烟还是进展不顺。其中很多人是真的想要戒烟并且非常努力的。

在我的戒烟门诊中，有时也会碰到非常努力的人，我真的很想帮助他们顺利戒烟。为什么呢？因为这样的人一旦戒烟成功，他们的生活就会焕然一新，做什么事情都会非常积极，整个人会变得非常自信，从此人生的车轮将会重新运转起来。

我已经说了很多次了，戒烟进展不顺，真的不是意志力薄弱的问题。反倒是自认为意志力坚强的人容易失败。

要是靠自己的意志力可以戒烟，美国前总统奥巴马一定能很轻松地把烟戒掉。

的确奥巴马也是在尼古丁糖的辅助下，经过多次失败最终才成功戒烟的。我觉得世界上比他意志坚强的人应该不太多。即便如此，他也是历经了尼古丁戒断症状的苦楚。

本书不是让大家依靠意志力去痛苦忍耐，而是让大家掌握一些聪明的技巧和知识，掌握能轻轻松松戒烟的方法。

没有比意志力更不可靠的东西了。不需要使用你的意志力，掌握一些戒烟的方法更加重要。

以前你戒烟失败绝不是意志力的问题，应该是没有用对方式方法。你把本书多读几遍，掌握一些戒烟的技巧和知识，再去戒烟吧。

香烟是你身边的大规模杀伤性武器

接下来，我将介绍一些能让你消除心理依赖的诀窍，请大家轻松地阅读。

2003 年，世界上最为权威的学会之——美国临床肿瘤学会（ACSO）发表了具有历史性意义的会长演讲。在演讲中，会长保罗把香烟称为"大规模杀伤性武器"。

那时候我作为肿瘤内科医生，正在接诊众多肺癌患者。病房里，曾有很多肺癌患者去世。在我很是沮丧的时候，听到了"大规模杀伤性武器"的说法，真的感到非常震惊。

同时在演讲中，保罗把吸烟归为"由烟草产业所引起的，实际上可以人为规避的一种流行性疾病"，并呼吁全社会采取综合性措施想办法和吸烟做斗争。

吸烟实际上不是自发形成的习惯，是某些烟草公司经过筹谋所引发的一种流行病。大约从 10 年前，基于这样的一种认识，我便单方面地挑起了和烟草产业的战争。

从而我也知道了日本在戒烟方面是多么落后了。

"香烟是你身边的大规模杀伤性武器。"

吸过的人，会因为其威力而早早地死去。被卷入这样的一种危险中，不觉得后怕吗？

吸着喜欢的香烟死去，是你的夙愿吗

"享受着我喜欢的香烟和美酒，就这么死去吧，与其忍受戒烟和戒酒的痛苦，不如今朝有酒今朝醉，好好享受现在的快乐。"

这样的事情，真的可能发生吗？

我是医生，见过太多的患者，所以我知道，要想享受人生，还得健健康康的，否则就会很艰辛。我这么说可能会令人难过，但是这是不容置疑的事实。

这里有一组2001年的研究数据分享给大家。这项研究以丹麦2766名男性和3045名女性为对象，从某个时间点开始，对这些研究对象进行了连续多年的跟踪调查。跟踪研究的结果如下：

● 男性非吸烟者，平均健康寿命68.7岁，患病8年，最终平均死亡寿命76.7岁。

● 男性吸烟者，平均健康寿命56.5岁，患病13年，最终平均死亡寿命69.5岁。

● 女性非吸烟者，平均健康寿命66.4岁，患病14.5年，最终平均死亡寿命80.9岁。

● 女性吸烟者，平均健康寿命53.8岁，患病20年，最终平均死亡寿命73.8岁。

整体感觉是，吸烟者在退休前一直拼命工作，但当能享受人生的时候，身体状况已经不好了。好不容易攒足了资本，可以安享晚年了，但是身体却不健康，这是令人多么难受的事情。因为身体健康的问题，本可以享受的人生快乐也被无情地夺走了。

吸烟者一般在很年轻的时候身体状况便不好了，然后长期患病，可以说香烟夺走了人生的健康时刻。

为了能快乐地享受人生，请选择戒烟吧。

口味轻的香烟，危害真的就小吗

如果要吸烟，那么就吸一些口味轻的烟吧。有这样想的人吗？

但实际上，口味轻的烟，其危害并不轻啊。

美国国家癌症研究所（NCI）曾断言，抽口味轻的、温和的香烟，其实对身体也不好，吸烟对身体的危害并没有降低。同时该机构还指出，如果要降低对身体的危害，只有完全戒烟这一个办法。

那么口味轻的、温和的香烟实际危害并不小的原因是什么呢？

第一个原因是，一旦患上尼古丁依赖症，如果不摄入一定量的尼古丁，身体是得不到满足的。如果是口味轻的香烟，为了能吸入更多的尼古丁，你可能会使劲地吸，或者增加吸烟的数量。这被称作"补偿性吸烟"。

第二个原因是，尼古丁含量的计量方法有蹊跷。实际上，一根香烟里尼古丁和焦油的含量，任何香烟都大同小异。虽然尼古丁和焦油含量的测量方法是有明确规定的，但是，这种测量是在特殊条件下进行的，这样的条件在吸烟者实际吸烟的过程中是不可能存在的。

具体来说是这样的。在香烟入口的一端会有很多小孔，越是口味轻的烟，小孔越多。当用设备测量尼古丁等物质的含量时，这些小孔内会混杂充满空气，这样一来，香烟的烟味就会变淡，用设备测量出来的尼古丁和焦油的含量就会比实际含量低很多。口味轻的香烟，一般都会调整小孔的数量，在小孔上做文章。实际上人们吸烟时，很多时候都是把烟含在嘴里或者夹在手指间，香烟的烟雾一般不会被空气冲淡，烟雾是直接进入人体的。所以，不管哪种烟，一支烟的尼古丁含量一般都在6～7毫克，其中1～3毫克通常会被人体吸收。

其实越是口味轻的烟，吸烟的人越容易无意识地使劲儿吸，这样的话，其他有害物质如焦油、一氧化碳等也随之更多地进入了身体内。

听我讲完这些，感觉之前被骗了吧，有没有一点懊悔？如果你关注自己的健康，就不要选择口味轻的烟，干脆把烟戒掉，去迎接真正健康的生活。

从"固执的心"向"柔软的心"转变

在这一节，我将介绍心理依赖。

其实认知的偏差(或者说思维的偏差)是由固执的心产生的。与之相反的是柔软的心。

这个柔软的心对于戒烟是必不可少的一项内容。

不要被吸烟的强烈欲望所控制。即使在戒烟过程中不小心复吸了一根烟，也不要一下子泄了气，要像坚韧的竹子一样，立即调整自己的心态，坚决不吸第二根烟。在这个时候，你应该这么想："已经吸了一根，再多想也没办法了，这是人都会犯的错误嘛，接下来我一定不会再吸第二根了。"

即使戒烟失败，也不要责怪自己意志力薄弱，而要怀着柔软的心去分析自己为什么没有充分地发挥意志力的作用，然后巧妙地运用我下一章将要介绍的自我控制力去采取相应的对策。

如果戒烟失败了，你要想"只不过是回到了原来的状态"，然后再试一次吧。但是不是盲目地再尝试一次，而要好好想想失败的原因，把得出的教训用到下一次戒烟的尝试中。

对于自认为意志力坚强的人，我有以下的建议：意志坚强的人中，很多的是非常固执的人，请一定要认真地阅读本书，然后用真正强大的、像竹子一样柔软坚韧的心来对待戒烟这件事。

相反地，对于缺乏自信的人，我有以下的建议：你不过是不了解戒烟的方法而已，此外你不过是不知道意志力的使用方法而已，但是通过阅读本书，你可以充分地掌握戒烟的知识和方法，这些都会帮助你树立信心。一步一步地努力坚持下去吧。

固执的心会让人做消极的事，柔软坚韧的心会让生活变得轻松，面对困难也能顺利地解决。

让我们一起怀着一颗柔软的心，去度过我们生命的每一天包括这段戒烟的日子吧。

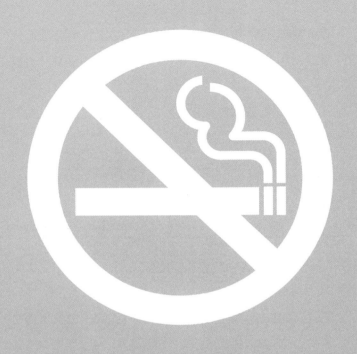

第六章

训练自控力，提高戒烟成功率

不必忍耐，聪明地自我控制

"戒烟，不需要意志力。如果太过于依赖意志力，反倒可能阻碍戒烟。"

本书中我介绍了不需要忍耐也不需要过度依赖意志力的戒烟办法。

如果现在我说"实际上，意志力也非常重要"，大家会怎么想呢？

你可能会说："啊？你前文不是说意志力会成为戒烟的阻碍吗？"

请大家不要误会。我这里说的意志力，不是忍耐的那种意志力，而是控制自己的意志力，叫自控力。

因自控力研究而知名的著名心理学家，也是《意志力》一书的作者罗伊·鲍迈斯特曾说过：意志力与肌肉力量类似。肌肉被使用后会变得疲劳。即便是运动员，如果肌肉运动后得不到很好的休息，成绩也会下滑或者容易受伤。

实际上自控力也和肌肉一样。一旦使用便会有消耗。所以其也被称作"自控肌肉"。自控力，是有限的资源。

以前我们总说，在压力大或工作比较忙的时候戒烟容易失败。从自控力的性质来考虑，很容易就明白为什么会这样了。因为在对抗压力和承担工作时，我们的自控力都会被消耗，自控力消耗后人会变得疲劳，也就没有多余的力气去对抗想吸烟的心情了。

那么我们知道自控力的特点后，怎样去聪明地戒烟呢？

具体有三大要点：

首先如前文所说，要知道自控力是有限的。其次记录吸烟的状况，了解自己控制力薄弱的时段。最后掌握强化力量的方法，在想吸烟的时候拿出自己的自控力。

也可以说，首先必须要"认清自己"。然后在此基础上，训练自己的自控力。我之前介绍过记录吸烟状况的方法，将自己的行为可视化，更容易找到应对方法。

那么接下来开始学习强化自控力的方法吧。

这对于摆脱尼古丁依赖来说，是非常有用的内容。

锻炼自控力的关键在于前额皮质

位于大脑前方的前额皮质，是控制人体思考、判断、决定的重要部位，被称为"大脑的最高司令部"。

自我控制也主要是由前额皮质来完成的。

与依赖症相关的伏隔核（大脑奖赏回路的一部分），会驱使人体追求快感，但另一方面，前额皮质会抑制这一动作。这就好像是汽车的加速器和刹车之间的关系。所以锻炼好前额皮质，对于控制想吸烟的心情就会更加容易。

参考《大脑开窍手册》（桑德拉·阿莫特、王声宏著）一书的内容，患上药物依赖症后，大脑前额皮质的功能会退化，因此会更加不能控制自己。

为了锻炼因吸烟而退化的自控力，锻炼前额皮质也非常重要。

锻炼前额皮质的方法有"运动""冥想""戒烟"三种。

运动

运动对前额皮质有非常积极的作用。京都大学名誉教授久保田竞的研究发现，即使是时速 9 千米的慢跑，前额皮质也会变得富有活力。本书第三章也曾介绍过，运动对戒烟有非常积极的作用。

冥想

研究表明，每天进行 5 分钟的冥想，可以让前额皮质的灰白质增加。特别是在医学治疗中也有所运用的正念冥想效果更佳。后面将详细介绍。

戒烟

本书是一本介绍戒烟的书籍。写到现在才来说戒烟的必要性，大家可能会觉得顺序颠倒了吧。

对尼古丁产生依赖后，前额皮质会变弱。戒烟后前额皮质的功能会得到恢复。前面介绍过的久保田竞先生，曾在《戒烟成就天才大脑》一书中指出，戒烟可以锻炼前额皮质。

这是早在 2003 年就出版的书籍了。书中阐述了脑科学和戒烟的关系，可以说是一本具有划时代意义的书籍。2010 年我特意前往名古屋，拜访了久保田竞先生，从这位世界权威专家那里学习了很多关于前额皮质的知识及其在戒烟中的应用方法，这对于我写作本书非常有帮助。

后来我再次阅读了久保田竞先生的这本书。书中融合了在当时尚属最前沿科技的脑科学，并阐述了大脑和戒烟之间的关系，现在读来仍然是一本非常优秀的著作。现在该书已经不再版印刷，只能买二手书了，如果可以找到这本书，我推荐大家读一读。

你可以试试运动和冥想，来锻炼前额皮质，并通过戒烟进一步加强前额皮质的功能，提高自控力吧。

"吃饭""睡觉""呼吸"，保持自控力不变弱

上文我介绍过，自控力被使用后会变弱。

我也觉得对于戒烟来说，不过于依赖有限的自控力非常重要。

现实是，当吸烟的欲望变得强烈时，你会不自觉地开始吸烟。这时候很大一部分原因是因为自控力被用在了别的方面，戒烟方面的自控力降低。因此从这里开始，我将介绍一些不让自控力弱化的方法。

首先因为自控力被使用后会变弱，所以为了为戒烟预留足够的自控力，请避免在其他方面使用自控力。

比如如果同时戒烟和减肥的话，自控力也会被用在减肥上，结局很可能是戒烟和减肥都不会成功。所以建议你先戒烟，等戒烟看到成功的希望后再去减肥。

第四章中我也介绍过，建议将戒烟开始日选在工作压力较小的时段。刚入职或刚换工作的时候，人的精力会花在新的工作上，这时开始戒烟就不是特别好。因为要应对新的工作环境和人际关系，你的大部分自控力会用在这些方面。

不让自控力减弱的方法，我觉得有三个，即吃饭、睡觉和呼吸。

吃饭

如果发生低血糖自控力会减弱。刚刚提到的《意志力》一书的作者鲍迈斯特先生也提到过"没有食物，就没有意志力"，所以一定要记得吃饭。当然了在戒烟期间吃得太多也不好。

睡觉

睡眠不足会导致无法抗拒诱惑。保证足够的睡眠时间，可以让你的身体从疲劳中恢复过来，变得有精神。如果睡眠不足，前额皮质的功能也会下降。所以一定要保证足够的睡眠。

呼吸

有压力的时候自控力会减弱。对于缓解压力，我推荐大家使用呼吸法。在第四章中我也介绍过呼吸法。不管从哪个角度看，呼吸法对于缓解压力都是非常重要的。

在酒精依赖症和药物依赖症的治疗中，经常会要求关注"HALT"。其中，"H"代表 Hungry（空腹），"A"代表 Angry（生气），"L"代表 Lonely（孤独），"T"代表 Tired（疲劳）。

意思是在肚子饿的时候、在生气的时候、在孤独的时候、在疲劳的时候，人们很容易去接触酒精和药物，戒烟也是同样的道理。

预防低血糖的吃饭，避免身体和精神疲劳的充足睡眠，以及平息愤怒的呼吸法，都是非常重要的。

带你走向戒烟成功之路的最佳食品

不让自控力减弱，并能带你走向戒烟成功之路的饮食，到底是什么样的呢？

于我而言，一旦肚子饿，就会变得烦躁不安，没办法工作。所以不管工作多忙，预计要加班到很晚的话，我一定会在晚上六点左右吃晚饭，然后再开始工作。平日上班，我几乎不在家吃饭，虽然家里人也颇有怨言，但是我的妻子已经习惯了我不在家吃晚饭。

一旦低血糖，人会很不舒服，会烦躁不安，然后自控力降低。这个时候对于已经在戒烟的人来说，是非常危险的，不仅是因为烦躁不安容易吸烟，自己不能控制自己本身也是一件非常危险的事情。

低血糖会导致烦躁不安，是为什么呢？

那是因为一旦发生低血糖，大脑所需的营养物质无法及时满足，就会引起烦躁、头痛、不安等情况。另外一旦出现低血糖，人体内的肾上腺就会分泌出肾上腺素和皮质醇等荷尔蒙，从而使血糖升高。肾上腺素就是引起心脏咚咚直跳、冒冷汗、身体颤抖、烦躁不安的原因。

以前当你感到烦躁不安的时候，一般会怎么做呢？

你会吸烟，对吧？

在戒烟过程中，即使你想抵抗，但因为低血糖会导致自控力下降，你也会无法抵抗，进而开始吸烟。

所以一定要尽量避免发生低血糖。

发生低血糖的时候，摄入白砂糖可以吗？确实，一旦摄入白糖，血糖值会一下子升上来。但是为了让升上来的血糖值降下去，胰腺会分泌超过日常必要量的胰岛素，结果会导致血糖值被强制压了下去。本来是为了防止低血糖，结果又变回了低血糖，实际没什么意义。

需要注意的是"低 GI"食品。GI（Glycemic Index），是"血糖指数"的简称。简单地说，吃完后使血糖一下子升上去的食品被称为"高 GI 食品"。反之，慢慢地让血糖值回归正常的食品被称为低 GI 食品。

一般来说，精制度高的白糖（白砂糖和绵白糖等）是高 GI 食品，接近纯天然的食品（谷物类、豆类等）是低 GI 食品。

面包、白米饭等碳水化合物、小吃零食、快餐店里的食物，一般来说都是高 GI 食品。低 GI 食品一般为豆类、坚果类（花生、腰果等）、水果（苹果、蓝莓等）、蔬菜等。

在我看来，比起西式面包等，日式饭菜会更好。只有白米饭是高 GI 食物，如果和配菜一起吃，比如纳豆拌饭或者日式饭团，或者加些糙米，泡着日式酱汁吃，血糖值会慢慢回升。如果吃面包的话，全麦面包更好些。

为了防止戒烟期间出现低血糖症状，建议大家食用低 GI 食物。

减少高 GI 食物的摄入量，多摄入低 GI 食物，还可以降低糖尿病的发病率。不仅限于戒烟期间，这些食物是对身体健康有利的，推荐大家合理摄入。

在你戒烟烦躁不安的时候，要不要尝试一下低 GI 食物？

低 GI 食物，推荐小袋坚果

如果工作比较忙没时间好好吃饭，该怎么办呢？不按时吃饭会导致低血糖，一定不要用吸烟来缓解饥饿带来的不适感。

如果真的没有时间吃饭，可以立即食用低 GI 食物，我推荐坚果类食物。

坚果类食物，不仅可以防止低血糖，还是持久的能量之源。因为低 GI 食物不会导致血糖急剧升高后又降为低血糖，也不会导致自控力减弱。

在第三章中我也介绍过，坚果类食物中含有丰富的色氨酸，色氨酸是血清素的原料，食用坚果类食物可以防止血清素不足。

最新研究显示，坚果对人体真的很好。荷兰马斯特里赫特大学医疗中心的研究小组于 2015 年发表了论文。研究小组针对荷兰国内约 12 万人进行了长达 10 年的跟踪研究，研究从 1986 年开始持续到 1996 年，结果表明，有食用坚果习惯的人，因癌症、糖尿病、心脏病或血管性疾病、呼吸系统疾病、神经变异性疾病或者其他疾病而去世的概率很低。

坚果真是有很多好处啊。

我也会买些坚果装到罐子里以备肚子饿的时候吃。原味不添加食盐，吃习惯后觉得非常美味，但有时候会不知不觉地吃很多，结果摄入了过量的卡路里。

我推荐大家买那种小袋装坚果，这样可以防止摄入过量。戒烟过程中，肚子有一点儿饿的时候，可作为临时代餐。

睡眠不足是无力抵抗吸烟诱惑的原因

睡眠不足会导致自控力降低。长期睡眠不足，人的思考能力也会下降，和喝酒后的状态非常像。虽然自己认为没关系，但是实际上大脑的机能已经下降了很多。

我想谁都有睡眠不足的经历，大家也能想象得到睡眠不足带来的那种没有精神、没有干劲儿、没有耐心的样子。从医学上来说，睡眠不足会导致人无力抵抗压力、欲望和诱惑。

在戒烟过程中如果睡眠不足，就会导致你无法抵抗想要吸烟的欲望。因为控制自控力的前额皮质不能很好地发挥应有的作用，那么作为大脑奖赏系统的脑边缘系统等控制本能反应的区域将会取胜。

睡眠让身体休息的同时，也促进大脑机能的恢复。

戒烟后的短时间内，会出现戒断症状，可能会让人总想睡觉。这个时候如果强制自己不睡，可能会导致人特别想吸烟。如果以前有靠吸烟提神的习惯，这时候会更加想吸烟。

至于对策也非常简单，就是想睡的时候就睡。当然你在睡觉期间肯定也不会吸烟，具有一石二鸟的效果。另外也一定要选择睡眠充足的时候开始戒烟。

尼古丁戒断症状导致 60% 的人会睡意沉沉（戒烟未满 4 周的时候），25% 的人会失眠（戒烟未满 1 周的时候），不管哪种都是临时性的症状，想睡觉的时候一定要睡。其实吸烟本身也是失眠的原因，而戒烟没准儿可以改善失眠的症状。

用正念冥想提升自控力

前面我介绍过，为了使自控力不下降，有吃饭、睡觉和呼吸三种方法。

吃饭和睡觉是让自控力不下降的防守类方法，呼吸本身可以锻炼自控力，被称为"进攻类方法"。

更进一步的"进攻类方法"是冥想。

冥想不能三心二意或者一心多用，必须要"精神统一"，我这么说可能大家很难理解。

我推荐的冥想没有那么复杂，建议采用正念冥想。

本来这是上座部佛教（南传佛教，以前被称作小乘佛教）中的禅修冥想，后来传入美国，渐渐地脱离了宗教色彩，在正念认知疗法等诊疗方法中被采用，主要用于医学治疗。

正念冥想最大的特征就是，"集中精力于现在这个瞬间，不做评价判断，客观观察"，重视"集中注意力于呼吸"。

具体来说，就是观察自己的呼吸，将注意力集中在通过鼻腔的气流上，感知腹部的胀大和缩小。当心中有杂念出现时，口念"杂念，杂念"，然后将注意力重新收回到呼吸上。

人越是注意力分散的时候，越容易抵抗不住诱惑。人的大脑越是被各种事情塞满，越容易出现心不在焉的状态，进而忘记长期的目标，而采取眼前的行动。

正念冥想是专注于"此时此刻"这个瞬间。如果只专注于此时此刻自己的思考和感情，那么就能客观理智地对待心中的欲望

（想要吸烟的心情），戒烟方法中的"冲浪法"也才能成功实现。

通过冥想的训练，可以锻炼前额皮质。大脑内的血流量增加，自我控制的能力也能得以加强。也就是说，诸如注意力、集中力、压力管理能力、行动控制能力、自我意识能力等，对自我管理来说，必要的各种各样的技能也能得以加强。

《自控力》一书中介绍了这样的研究结果，3 个小时的冥想练习，可以提高注意力和自制力。11 个小时后，大脑会发生变化。为了"持续集中注意力""无视分散注意力的东西""抑制自己的行动"，大脑内重要的神经之间的联络会加强。

贾德森·布鲁尔等人在 2011 年发表的论文中指出，正念冥想对尼古丁依赖症的治疗也有效果。我在第四章中对此也有过介绍。有研究人员还开发了一款戒烟 APP，名叫"Craving to Quit"，懂英语的朋友可以试一下。

正念冥想虽然非常简单，但要学会它还是需要一定练习的。戒烟还未开始的朋友，可以从现在开始练习。工作较忙的上班一族也可以学习正念冥想，因为它不只对戒烟有效果，对于自己的人生也是非常有帮助的。

感兴趣的朋友，也可以先看看关于正念冥想的相关书籍。通过看书或参加研讨会等途径，学习正念冥想，并将之运用到戒烟中。

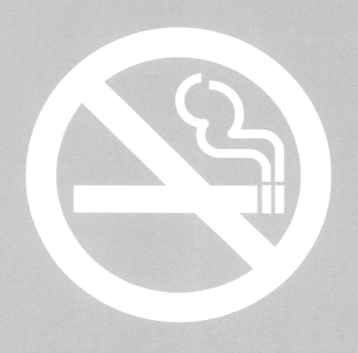

第七章

戒烟后，你的人生会时来运转

戒烟后，你的人生会时来运转

美国有一家有名的医院叫克利夫兰诊所。该医院戒烟门诊的一位主治医师曾经也是烟民。他在自己的书中写道："戒烟是我一生中最为自豪的成果之一。"最为自豪的事儿，不是在知名医院里担当主治医师，也不是完成了优秀的论文，而是自己戒烟成功了。可见戒烟能成功，是人的一生中非常大的成就。

对于戒烟成功的人，我一直心怀敬意。如果你能戒烟成功，那么对于你来说，这也将是能让你非常自豪、充满自信的一件事。

即将开始戒烟的人，可以想象一下，一旦戒烟成功你将会多么自豪和自信。

如果戒烟成功了，你的内心会有一种"我能行"的自我效能感。这种自我效能感，会成为你在未来的人生中面对各种困难的一大武器。

阅读本书后，如果能练就一颗柔软坚韧的心，将会使你变得越来越强大。这种强大，不像钢铁那样坚硬，而是像竹子一样柔软坚韧，这才是真正的强大。

利用虚张声势的"强大"来戒烟是不会成功的。柔软坚韧的强大，不仅可以帮助你成功戒烟，还会成为你所拥有的真正的强大力量。

戒烟可以使你掌握"制定目标并不断执行的能力"，也能让你学会"踏出第一步的重要性"。这对于任何事情都是非常重要的"技术"。我们常说"千里之行，始于足下""积沙成塔"就是这个道理。

在戒烟中用到的心理学知识和脑科学知识，在养成其他好习惯和戒掉其他坏习惯的时候，也非常适用。而习惯又决定了人的一生。掌握了能控制习惯的方法，以及能控制大脑的技巧，对于你来说，以后便没有什么事情是可怕的了。

有一句话非常有名，是这么说的，"心态转变，行动才会改变；行动转变，习惯才会改变；习惯转变，人格才会改变；人格转变，命运才会改变"。

行动和习惯改变，命运也能改变。

在戒烟过程中，最终你还能学会如何使用自控力。自控力对于人生非常重要，可以说是成功的钥匙。可以运用你掌握的自控力，去挑战人生的下一个目标。

在本书的最后一章，我想再说一遍戒烟的好处，以推动更多人做出戒烟的决定。

戒烟后，你会收获最为宝贵的健康

对于你来说，人生什么是最重要的呢？

即使拥有再多的财富，如果你的身体不健康，人生也会失去很多乐趣。唯有拥有健康，你才能体验人生真正的快乐和幸福。我是医生，目睹了太多身体不好的人因为疾病而使得人生很多事情没法去做的痛苦。

其中因吸烟而患肺癌的病人很多。而这些肺癌患者都对我说过同样的话，他们说从来没想过自己会得肺癌，一旦患上疾病，一切都已经迟了。

为了拥有健康的身体，最明智的选择是赶紧戒烟，戒烟后你会收获意想不到的健康。

不管你平日里做多少运动，也不管你吃多少健康食品，如果你还坚持吸烟，运动和健康食物所带给你的益处都会被吸烟抵消。可能你会觉得运动是对身体最好的事情，但是如果吸烟的人去做超过自己承受能力的运动，反倒会增加心肌梗死和猝死的风险。

戒烟后，你身体内的细胞会变得健康。

血液中的红细胞含有血红蛋白，氧气能与血红蛋白结合，最终被送到细胞和身体内的各个器官中。

但是吸入香烟的烟雾后，烟雾中含有的一氧化碳会取代氧气，与红细胞中的血红蛋白结合，这样原本可以送入身体的氧气量就会减少，细胞会变成缺氧状态。另外尼古丁会导致血管收缩，造成身体的血液循环恶化。体内含氧量不足，会导致身体疼痛，你的活力也就大大降低了。

香烟的烟雾中含有大量活性氧，会引起氧化反应，进而破坏身体。它会使人体"生锈"，会破坏身体的胶原纤维和弹性纤维，使肌肤失去光泽，血管和骨骼会老化，进而破坏肺部，甚至导致肺气肿。

所以香烟也被称为"老化食品"。很多人都说，戒烟后人的气色会变好，口臭会消失，皮肤会变得细腻有光泽，牙齿的颜色也会改变。

再来说说戒烟对免疫力提升的影响。吸烟会伤害人体的肺泡巨噬细胞，巨噬细胞可以吞噬进入肺部的异物、细菌、病毒等，之后免疫系统活性会增强。巨噬细胞担负着如此重要的任务，可以说是肺部免疫系统的中心。吸烟会使得巨噬细胞的功能降低，从而降低肺部整体的免疫能力，所以吸烟的人更容易感染肺炎、肺结核、流感、SARS（重症急性呼吸综合征）等。

吸烟会导致身体老化、免疫能力低下。反过来说，戒烟后细胞会变得年轻，免疫力得以增强，进而身体的抵抗力得以提高。

你也不想每天吸入脏脏的烟雾，而是希望每天呼吸新鲜的空气吧。

新鲜的空气和氧气进入体内，身体会变得特别清爽。可以说，戒烟后身体会从根本上变得健康起来。

养成新的健康的习惯

戒烟门诊的诊疗期为 3 个月。相比漫长的一生，3 个月是非常短暂的，你要不要也试一试呢？

第五次诊疗，也是戒烟诊疗疗程的最后一次，我会非常开心。这一次绝大多数戒烟者会展露出开心的笑脸。想吸烟的心情基本上消失了，身体状况也变好了，整个人充满了生机与活力。对大家来说，未来的人生还有无限的可能。

但非常遗憾的是，有一部分戒烟者还是会哭丧着脸不开心。好不容易戒烟了，为什么还会不开心呢？原来他们在失去香烟后感到了一种丧失感，也就是说感觉人生好像失去了什么东西。

如果你也有同样的感觉，那是因为吸烟的旧习惯被戒掉后，出现了短暂的空白期，人会感到怅然若失。

3个月后，习惯依赖的威力会慢慢减弱。有的人的习惯依赖已经完全消除，有的人还保留着非常严重的习惯依赖……总之各种各样的状态的人都有。但从吸烟本身来说，如果遇到以往经常吸烟的那些场合，习惯依赖还会起作用，并驱使你产生吸烟的欲望。在想要吸烟的那段怅然若失的时间里，找到一些别的事情来减弱戒烟所带来的丧失感是非常重要的。

实际上，戒烟可以说是改变你的生活方式的一件事情。

以前吸烟的时候，晚上无法熟睡，晨起总会觉得大脑昏昏沉沉，只能靠吸烟或者喝咖啡提神。吸烟后味觉变得麻木，对轻微的味道没有感知，所以人的口味会变重，喜欢油腻食物。香烟中的致癌物质会溶于酒精中，并流进胃和食道。

戒烟后，你的睡眠质量会变好，能熟睡，晨起感觉清清爽爽。味觉也会变好，能感知细微的味道，身体状况也会好转。然后开始运动，以前总是依赖酒精的你会变得不怎么喝酒了，也不会再喝过量的咖啡了。

于是你开始了从不健康的生活方式向健康的生活方式的转变。这是戒烟带来的附加好处。如果你还没有养成新的健康的生活方式，为了预防复吸，一定要想办法养成一个新的健康的生活习惯。

通过养成一个又一个健康的生活习惯，你可以从吸烟者的生活方式转变为非吸烟者的新生活方式。

就这样，随着生活方式越来越健康，你也能从吸烟的陷阱中逃脱出来。

不仅能获得健康，更能养成新的健康的生活方式，你难道不想试一试吗？

尼古丁夺走了你的人生

尼古丁夺走了你的人生。

确实曾经有一段时间，尼古丁是嗜好品，20 世纪 80 年代，有一句关于香烟的名言，叫"香烟是生活的标点符号"。但是在那个年代，还不知道香烟有这么大的危害，也不知道尼古丁会夺走大脑的健康。现在我们知道了香烟有如此多的危害，它还是想戒也戒不掉的上瘾物品。

可能大家会觉得，虽然香烟有害健康，但是如果因为喜欢而吸烟也没什么不好的吧。我还是要啰唆一句，那样想的人，实际上是为了逃避尼古丁戒断症状而继续吸烟。

香烟不能为你的人生加分，而是在夺走你的人生。

用具体的例子来说明。

首先，香烟损害人的寿命。英国皇家内科医师学会曾经公布了这样的数据："每吸一支烟，人的寿命会缩短 5 分 30 秒。"
另外一项以医生为研究对象的长达 50 年的研究表明，吸烟的人
的寿命会缩短约 10 年。吸烟夺走了你享受人生所必需的健康。

我们继续分析。

如果一包香烟价值 440 日元（约 25 元人民币），一天抽一
包的话，每年花在香烟上的费用大概为 16 万日元（约 9440 元
人民币）。连续吸烟 50 年的话，总体花费将达到 800 万日元（约
47 万元人民币）。可以说吸烟也夺走了你宝贵的财富。

吸烟还会增加患 ED（勃起功能障碍）的风险。可以说，吸
烟也夺走了你的"性"福。

在戒烟过程中，会因戒断症状加剧你的烦躁不安。可以说吸
烟也夺走了你平静安稳的生活状态。想戒又戒不掉，你的信心也
逐渐被夺走了。

另外，从否定吸烟的危害性而开始的"否定认识"，逐渐会
破坏你的希望和梦想。可以说你的人生也被破坏了。

完全没有任何好处的香烟，却让人无法放弃，这都是尼古丁
惹的祸。

尼古丁通过"绑架"人体大脑内的奖赏系统，进而夺走了你
的大脑。戒烟后，你可以从尼古丁手中把你的大脑夺回来。

戒烟后，你可以很好地控制多巴胺

读到这里，你应该可以戒掉吸烟的习惯了。

从今以后，你可以让大脑中的多巴胺发挥作用，给你带来真正的幸福，促使你朝着目标前进。

多巴胺本来是在生活所必需的吃饭、性爱等本能需求得到满足时分泌出的物质。对于前额皮质非常发达的现代人来说，巧妙利用多巴胺，对于人的感情交流、学习和记忆非常有用。

在戒烟过程中，你可以从本书中学习到巧妙利用多巴胺的方法。

对成功非常重要的"小步法则"、运动、赞赏与被赞赏，都有利于多巴胺的自然分泌。

吸烟的时候，因为尼古丁会简单粗暴强烈地刺激多巴胺的分泌，上述这些方法对于多巴胺的分泌很难起作用。但是戒烟后很短的时间内，多巴胺的分泌会恢复正常，你可以一点一点地正常利用多巴胺了。

成功戒烟后，大脑的运转也会回归正常。戒烟可以让大脑从"生病的大脑"向"健康的大脑"转变。

以前的你是被多巴胺利用；戒烟后，是你利用多巴胺。巧妙利用多巴胺，可以让你充满激情，恢复干劲。一定要好好利用多巴胺，以助你达到人生的目标，获得成功。

戒烟对考试和学习也很有帮助

实际上，与考试和工作等为了一定目的努力相关的脑内物质，和与依赖症相关的脑内物质是相同的，那就是多巴胺。多巴胺与欲望、激情以及学习都是相关的。

以前百思不得其解的问题终于弄明白了：获得成就感的时候，多巴胺会分泌出来。为了获得成就感，人会变得更加努力，当成绩有所进步时，受到刺激的多巴胺会更多地分泌出来。因为多巴胺的促进，学习这一动作会被强化，并且会不断重复，学习本身会变得快乐，持续努力也不会感觉很辛苦。还有更好的事情，多巴胺可以增强记忆力。

对于应试学习来说，最初可能是非常难受的，但因为有多巴胺的分泌，大脑奖赏回路会被不断优化，学习的快乐会被放大。巧妙利用多巴胺能让学习力得到提升。

比起学习等为了达到目的而做的努力，吸烟能更简单地也就是"人为地"制造多巴胺。对于吸烟的人来说，学习带来的成就感便会越来越难以刺激多巴胺的自然分泌，学习无法达到获得快乐的效果，进而越来越失去学习的动力。因为比起学习，吸烟能简单快捷地让人的心情变得愉悦。

由此大家明白了吧，吸烟对于应试的人、复读的人、进入社会的人，都是没有好处的。日本河合塾的落榜复读生的数据显示，吸烟的复读考生和已经戒烟的复读考生相比，已经戒烟的考生的考试合格率更高。

还得考虑一个因素，就是考试现场是禁止吸烟的。要是考试过程中出现戒断症状，心情烦躁不安，会影响你的发挥水平。从这点考虑，在你考试之前最好早早地把烟戒掉。考虑到戒烟期间的尼古丁戒断症状，我建议不要等到临近考试才戒烟，差不多在夏天到来之前就要把烟戒掉。把烟戒掉后，巧妙运用多巴胺的力量，快乐地度过考试季和整个学习生涯。

以戒烟为起点描绘美好的未来

不过，不要把戒烟当作最终目标。

好不容易戒掉了吸烟这个坏毛病，也了解了更好利用多巴胺的方法，还知道了怎样改变习惯，这些方法和技巧可以用于其他事情。

戒烟的目标完成后，是不是可以开始挑战下一个目标和任务了呢？

有很多选手在奥运会获得金牌后，追求更高目标的激情就降低了，因为这些选手是把奥运会金牌作为最终目标的。日本花样滑冰运动员羽生结弦在 2014 年索契冬奥会上获得冠军，之后又多次刷新世界纪录，目前可以说他是花样滑冰领域的领军人物。我想他应该巧妙利用了多巴胺的作用，不知道他是不是也有意识到。

2014 年索契冬奥会时，他所擅长的四周跳只有后外点冰四周跳、后内点冰四周跳两种。虽然他曾因受伤休息过一段时间，但现在的他已能表演三种四周跳，并没有止步于奥运会金牌得主，而是之后继续拼搏不断挑战自我，这就是羽生结弦。

人确立目标时，会刺激多巴胺的分泌。经过努力每达成一个小目标时，多巴胺就会分泌。当达成一个更大的目标时，会刺激多巴胺更多地分泌出来，由此人会体会到一种成就感和满足感。

但如果达成目标后便不再追求新的目标，人的动力会逐渐减少，幸福感会下降。比较有效的办法是，不断设定新的目标，并朝着目标努力，直至达成。如此这般，人会变得积极向前，并能不断地体会到追求目标的幸福感和成就感。可以说羽生结弦完美地实践了这一理论。

前面提到的《巧用大脑可以事半功倍》一书中这么写道："持续设定较为困难的目标，是利用多巴胺不断强化学习的秘诀，也可以说是成功人生的一大法则。"该书介绍了很多巧妙利用脑内物质助力工作的方法，我特别推荐大家看一看。能把脑科学的常识写到实际的书籍中，是很难得的。

戒烟终究只是人生的一个节点，而不是终点，你要继续描绘戒烟后的美好人生，帮助你走向更好未来的武器就是"戒烟时被激活的大脑奖赏回路"。巧妙利用体内的多巴胺，拿出激情，提升动力，向着更好的未来努力，实现更多的目标。

由"患上依赖症的人"向"能适应变化的人"转变

在现在这个纷繁变换的时代，能不断适应新变化、新状况的人大受欢迎。现在的企业也不再是论资排辈，而是逐渐奉行员工能力至上。进公司后可以一直工作到退休的时代已经过去，即便公司是大企业，也有破产倒闭的可能。

另外，随着信息技术的不断发展，单纯的事务性工作逐渐由电脑完成，社会对于简单工种的聘用需求在不断减少，从事简单工作的人变得越来越不重要。未来稳定的工作单位和工种将不复存在，按照以前的思路去工作是越来越行不通的。

不仅限于吸烟，患上依赖症的人实际上是通过依赖某个东西而不想发生改变。但现在这个社会又要求人们有适应各种变化的能力。所以从这个角度上讲，我也建议大家赶快从依赖症中解脱出来。

习惯又被称为"第二天性"，可见要改变习惯有多难。但你可以改变吸烟这一强大的习惯，从而适应新的变化，这是非常了不起的事情。吸烟这么难改变的习惯都可以改掉，那么应对其他任何习惯根本不成问题。

也就是说，你从一个"患上依赖症的人"变成了"可以适应变化的人"。

实际上，你的思维方式、价值观、人生观等，也在你不经意间被习惯化了。可以把吸烟的习惯改掉的你，我坚信，你的思维方式、价值观、人生观等也能向着好的方向转变。

有个词语叫"Keystone Habits"，这是在《习惯的力量》（查尔斯·杜希格著）一书中出现的词语，意思是关键习惯。只要改变了它，其他行动也会随之而变化。

改变一个习惯会引起连锁反应，随之其他习惯也会被改掉。我觉得只有吸烟的习惯能够称得上"Keystone Habits"。

所有的开端，都从戒烟开始。如果戒烟进展顺利，其他的习惯也会一个接一个地朝着好的方向改变。

让我们首先从戒烟开始，把自己从一个依赖尼古丁的人变成一个能适应变化的人。

做人生的主人公

不要被尼古丁支配人生，我们要做自己人生的主人。

我觉得，只有自己成了人生的主宰，你才可以在社会生活的方方面面中变得游刃有余，实现真正的自由。自由，换个说法可以叫"自己可以做决定"。

以往，含有奖赏回路的大脑边缘系统被尼古丁控制着。大脑边缘系统又被称作"情感脑"，尼古丁通过控制快感、恐惧、不安等情绪来控制着你。一旦患上尼古丁依赖症，你连控制自己的感情和情绪的自由都没有了，那是一种与自由完全相反的状态。

想一想，能从尼古丁依赖症中解脱出来的人，一定是社会所需要的那种人，即适应变化的人。

佐佐木常夫所著的《25句话语送给年轻上班族的你》一书中，有我特别喜欢的内容：

"你是自己人生的主人，无论如何不要让位于人。"

我特别想把这句话送给想要戒烟的朋友。

"你是自己人生的主人，不要把主人的位置让给可恶的尼古丁。"

希望大家从尼古丁的控制中解脱出来，重获自由，掌控自己的人生，成为自己人生的主人。

所有的选择权都在你自己手中

本书介绍了很多关于戒烟的技巧和想法。大家有没有注意到，这些技巧和想法中，始终贯穿着一条主线，那就是"选择权在你手中"。

我反复在强调"选择力"。

我介绍了"认知失调"的内容，警示大家不要掉进认知失调的陷阱。也建议大家为了享受人生的快乐，要选择"不吸烟的生活方式"。

我也介绍过，不要说"现在，我不让自己吸烟了"，而要说"现在，我选择不吸烟""我决定以后再也不吸烟了"。

今后没准什么时候还会想要吸烟，其实有想要吸烟的想法也没关系，没有必要要求自己连想都不能想。你要做的，只是做出选择，选择不吸烟的行动就好了。

大家再好好想一想。

你还要选择被香烟控制的人生吗？

你想不想掌控自己的人生？

被香烟控制的生活和没有香烟的生活，这都是你的选择。

要开始新的人生，就一定要从一个新的变化开始。亚马逊创始人杰夫·贝佐斯曾说过这样的话："是选择塑造了我们的人生。"

今天的一个又一个选择，决定着你的未来。所以一定要做出有利于未来的选择。

你可以做出改变你自己的选择，这关系到自己的以后。

不过，有人可能还是会选择继续吸烟，这是个人的选择，也值得尊重，可能对于你来说，现在还不是戒烟的最好的时机。如果在未来某个时刻，你想戒烟了，可以想起本书，再把它翻出来好好读一读。

对于选择不再吸烟的人，我想说的是，你做了一个非常棒的选择。一定要把本书好好读几遍，防止以后某个时候又开始复吸。

作为我个人，希望本书能为大家提供一些帮助，并且坚信戒烟后大家可以收获不一样的人生。

最后感谢大家耐心读完本书。

后 记

首先，我要衷心地感谢读完本书的读者朋友们。

本书倾注了我的全部心血，不过我希望大家轻松阅读。

我希望把本书写成"戒烟类书籍的终结版"，所以书中涉及了很多方面的内容，可能会让大家觉得戒烟要注意的点和要做的事儿太多了。没关系，从自己能做到的开始，一个一个去尝试就好。

书中所写的所有方法，你做不到也没关系。可以选择适合自己的戒烟方法，反复尝试，我相信你一定可以把烟戒掉。

从我下决心想要写本书开始，到真正付诸行动，花了 8 年的时间。从提笔开始写到完成，又花了 3 年的时间。在这漫长的过程中，我的妻子和家人给予了很大的帮助。我的妻子不厌其烦地鼓励我说"加油，不要放弃"。虽然我曾对我的父亲发火，但父亲还是很温和地支持着我。感谢我的妻子和家人给予我的理解和支持，给你们添麻烦了。

不放弃就不能说失败。对于这句话，在我写本书的时候深有感触。大家一定要和我一样，不轻言放弃，加油！加油！再加油！因为就算戒不掉也没什么损失，有这样的心态，一定能戒烟成功。我在写本书的时候，首先写了目录，然后列出一个个小节，多个小节组成一章的内容，最后竟然写了七章之多。可以说这也是"小步法则"的一大实践。

通过本书，我希望越来越多的烟民朋友能改掉吸烟的习惯，获得更加美好的人生，我自己能为此贡献绵薄之力，已是无上荣幸。

同时，在我写作本书的过程中，也参考了很多研究性结果和参考文献。特别想说的是，如果没有加浓正人先生和矶村毅先生关于心理依赖的卓越研究，我不可能写出第五章的内容。还有对我的戒烟启发工作给予莫大支持的繁田正子先生（已故），以及支持我开设戒烟门诊的河原伸先生，感谢两位，如果没有他们的大力支持，我不可能完成本书。

还要感谢给予本书出版机会的桦泽紫苑先生和青岛志先生、WEB 心理塾的全体成员，以及 SUNMARK 出版社的总编高桥朋宏先生、责任编辑黑川可奈子女士。

感谢大家在本书出版过程中给予的大力支持和帮助，谢谢！

川井治之

图书在版编目（CIP）数据

这书能帮你戒烟 ／（日）川井治之著；石立旬译
. -- 南京：江苏凤凰科学技术出版社，2019.2
ISBN 978-7-5537-9799-1

Ⅰ．①这… Ⅱ．①川… ②石… Ⅲ．①戒烟－基本知
识 Ⅳ．① R163.2

中国版本图书馆 CIP 数据核字 (2018) 第 250912 号

江苏省版权局著作权合同登记 图字：10-2018-203 号
GANBARAZUNI SUPPARI YAMERARERU KINEN
BY HARUYUKI KAWAI
All rights reserved.
Copyright : 2017 HARUYUKI KAWAI
Original Japanese edition published by Sunmark Publishing, Inc., Tokyo
Chinese (in Simplified character only) translation copyright : 2019 by Tianjin
Ifengspace Media Co., Ltd.
Chinese(in Simplified character only) translation rights arranged with
Sunmark Publishing, Inc., Tokyo through Bardon-Chinese Media Agency, Taipei.

这书能帮你戒烟

著　　　者	［日］川井治之
译　　　者	石立旬
项 目 策 划	凤凰空间／杜玉华
责 任 编 辑	刘玉锋
特 约 编 辑	杜玉华

出 版 发 行	江苏凤凰科学技术出版社
出版社地址	南京市湖南路 1 号 A 楼，邮编：210009
出版社网址	http://www.pspress.cn
总 经 销	天津凤凰空间文化传媒有限公司
总经销网址	http://www.ifengspace.cn
印　　　刷	北京博海升彩色印刷有限公司

开　　　本	710 mm×1 000 mm　1/32
印　　　张	5.5
版　　　次	2019 年 2 月第 1 版
印　　　次	2019 年 2 月第 1 次印刷

标 准 书 号	ISBN 978-7-5537-9799-1
定　　　价	49.80 元

图书如有印装质量问题，可随时向销售部调换（电话：022-87893668）。